普通高等教育食品科学与工程类"十二五"规划实验教材

食品安全性评价
综合实验

车会莲　马　良　主编

中国林业出版社

内 容 简 介

　　食品安全性评价综合实验不单纯是一本实验指导书，它将食品安全性评价的理论和实验有机地融合到了一起，在指导使用者如何对一个食品进行安全性评价的同时，还介绍了相关的基础知识。因此，它不单纯是一本配套的实验教材，还是一本可以独立使用的理论教材。

　　本书内容分为3篇。第一篇食品安全性评价实验基础，介绍了食品安全性评价实验涉及的所有基础知识和实验技能，包括食品安全性评价实验的要求、动物试验基础、食品安全性评价实验的设计、食品安全性评价实验结果的处理和分析等内容。第二篇食品安全性评价基本实验，从食品的一般安全性评价方法为出发点，进一步就食品的遗传、生殖、发育、致癌、神经以及免疫等方面的安全性评价方法进行了系统的阐述。第三篇食品安全性评价实验应用，以保健食品、食品添加剂、农药和兽药以及转基因食品为例，介绍了食品安全性评价实验方法在评价这些食品时的应用。

　　本书结合本科生和研究生教学课程建设以及各高校中食品安全专业课程建设，专门而编写的配套实验教材，既可以满足本科生、研究生教学的要求，也可以作为从事食品安全性评价的研究、检测和管理人员的工具书。

图书在版编目（CIP）数据

食品安全性评价综合实验 / 车会莲，马良主编 . —北京：中国林业出版社，2014. 2
ISBN 978-7-5038-7347-8

Ⅰ. ①食…　Ⅱ. ①车…　②马…　Ⅲ. ①食品卫生 – 评价　Ⅳ. ①R155. 5

中国版本图书馆 CIP 数据核字（2014）第 003489 号

中国林业出版社·教材出版中心

策划编辑：高红岩　许　玮		责任编辑：许　玮	
电话：83282720　83221489		传真：83220109	

出版发行　中国林业出版社(100009　北京市西城区德内大街刘海胡同 7 号)
　　　　　E-mail：jiaocaipublic@163. com　电话：(010)83224477
　　　　　http：// lycb. forestry. gov. cn
经　销　新华书店
印　刷　中国农业出版社印刷厂
版　次　2014 年 2 月第 1 版
印　次　2014 年 2 月第 1 次印刷
开　本　787mm×1092mm　1/16
印　张　13. 5
字　数　320 千字
定　价　26. 00 元

普通高等教育食品科学与工程类"十二五"规划实验教材

编写指导委员会

主任　罗云波（中国农业大学食品科学与营养工程学院，教授）

委员（按姓氏拼音排序）

陈宗道（西南大学食品科学学院，教授）

程建军（东北农业大学食品学院，教授）

迟玉杰（东北农业大学食品学院，教授）

江连洲（东北农业大学食品学院，教授）

李洪军（西南大学食品科学学院，教授）

李里特（中国农业大学食品科学与营养工程学院，教授）

廖小军（中国农业大学食品科学与营养工程学院，教授）

任发政（中国农业大学食品科学与营养工程学院，教授）

赵国华（西南大学食品科学学院，教授）

赵新淮（东北农业大学食品学院，教授）

《食品安全性评价综合实验》编写人员

主　编　车会莲　马　良

副主编　邵美丽　李昌模　易有金　周　忻

编　者　(按姓氏拼音排序)

白卫滨（暨南大学）

车会莲（中国农业大学）

陈晋明（山西农业大学）

侯俊才（东北农业大学）

侯丽华（天津科技大学）

李昌模（天津科技大学）

马　良（西南大学）

邵美丽（东北农业大学）

生　威（天津科技大学）

易有金（湖南农业大学）

周　忻（中国农业大学）

朱传合（山东农业大学）

朱　颜（东北农业大学）

前　言

"国以民为本，民以食为天，食以安为先"，此话道出了食品安全关系着人民健康和国计民生。我们每个人都离不开饮食，而自然界中的任何食物（包括天然食物）都可能含有危险微生物和有毒化学物。在这种情况下，如何确保食品的安全性已成为现代人类面临的重要社会问题。当食品中有害物质的含量在可控制的允许范围内时，这个食品是安全的，反之就是不安全的。因此，为确保食品安全和人体健康，需要对食品进行安全性评价，也就是要利用食品安全性评价的实验方法判断该食品中所含的不安全因素对人体健康危害的可能性以及相对安全的食用条件，即这个食品是否可以安全食用。

食品安全性评价的理论和实践，经过漫长的感性认知和个别现象的总结阶段，在近30年面临许多挑战后得到长足发展。目前，国内食品安全性评价的相关课程已经在许多大学开设，但是食品安全性评价的实验教材尚不多见。随着食品安全性评价工作的日益普遍，食品安全性评价相关实验成为高校食品质量与安全专业学生必须掌握的一门实验性课程，食品安全性评价相关基础知识及技能的教育和培养已经成为食品质量与安全专业教学的必要组成部分。本书在介绍了所有食品安全性评价实验涉及的基础知识和实验技能的基础上，还介绍了食品安全评价方法在评价各种食品中的应用。

全书共分为3篇：食品安全性评价实验基础、食品安全性评价基本实验和食品安全性评价实验应用。本书的编者是来自全国8所开设食品质量与安全专业的大学一线教师，他们是车会莲、马良、邵美丽、李昌模、易有金、侯俊才、朱颜、生威、周忻、白卫滨、朱传合、陈晋明、侯丽华。

在编写过程中，编者们吸纳了国内外学者在食品安全性评价领域研究的智慧和结果以及全国各高校食品质量与安全专业在食品安全性评价理论和实验教学方面的成功经验。中国林业出版社的高红岩编辑也为本书的出版付出了辛勤的努力，在此一并向他们表示真诚的感谢！

为使本书具有十分鲜明的现实性、前瞻性、实用性和可读性，成为一部教学与应用、理论与实践相结合的教材和工具书，参加本书的所有编者都付出了艰辛的劳动，但由于涉及领域广泛、编写水平有限，书中难免有不妥和疏漏之处，我们希望广泛征集广大授课教师、学生和其他读者的使用意见，敬请广大同行和读者提出批评和建议，以便我们今后修订、补充和进一步完善本书。

编　者
2013 年 6 月

目　录

第一篇
食品安全性评价实验基础

食品安全性评价实验基础介绍了所有食品安全性评价实验涉及的基础知识和实验技能，包括食品安全性评价实验的要求、动物实验基础、食品安全性评价实验的设计、食品安全性评价实验结果的处理和分析等内容。食品安全性评价实验基础是在进行食品安全性评价实验时都必须要用到的基础知识，因此掌握了食品安全性评价实验基础就了解了所有食品安全性评价实验的基本步骤和实验技能，尤其是对一个新的物质和一个新的评价方法，掌握食品安全性评价实验基础更加重要。

第一章　食品安全性评价实验的要求

　　食品安全性评价的主要目的是明确某种食品是否可以安全食用，评价食品中含有的有害成分的毒性及其风险大小；利用食品安全性评价的资料，确认该物质的安全剂量，以便通过风险评估进行风险控制。现代食品安全性评价除了必须进行传统的毒理学评价外，还需要进行人体研究、残留量研究、暴露量研究、膳食结构和摄入风险性评价等。为了研究食品中外源化学物质的性质和作用，控制其在食品中的含量，保证食品质量，确保食品安全和食用者的健康，对食品中存在的外源化学物质的安全性评价是十分必要的。食品安全性评价是一个不断发展、不断完善的领域，评价的手段和方法也在不断地更新中。

第一节　食品安全性评价实验的意义和原则

食品安全性评价是一种综合性的评价手段，是人们对食品安全性的一个综合性多方面的评价，是利用毒理学的基本方法，通过动物实验和对人的观察，阐明某一化学物质的毒性及其潜在危害，以便为人类使用这些化学物质的安全性作出评价，为制定预防措施，特别是卫生标准提供理论依据。

一、食品安全性评价实验的意义

20 世纪以来，随着现代工业特别是化学工业的迅猛发展，人类在日常生活和生产中接触及使用的新化学品与日俱增。但是，在目前已知的人类可能接触或销售的 500 万种化学物质中，进行化学品毒性登记的只有 10 万余种，而其中人类经常食用或接触的化合物种类已逾 7 万种；此外，许多新化学品正以每年 1 000 种的速度不断涌现。人类长期直接或间接地接触这些化合物质所引起的急性、慢性毒性以及致畸、致突变和致癌作用，越来越受到人们的关注和重视。

二、食品安全性评价实验的原则

食品安全性评价是根据一定的程序对食品中所含的某种外源化学物进行毒性试验和人群调查，确定其安全标准，并依此标准对含这些外源化学物的食品做出能否商业化的判断过程。我国卫生部于 2003 年颁布了国家标准《食品安全性毒理学评价程序》（GB 1519.1—2003），该标准规定了食品安全性毒理学评价的程序。

一般来说在食品安全性评价实验中，应该遵循以下 3 个基本的原则：

①化学物在实验动物身上产生的作用，可以外推于人。基本假设：人是最敏感的动物物种；人和实验动物的生物学过程包括化学物的代谢，与体重（或体表面积）相关。这两个假设也是全部实验生物学和医学的前提。根据单位体表面积计算对人产生毒作用的剂量和实验动物通常很接近。

②实验动物必须暴露于高剂量环境下，这是发现对人潜在危害必需的和可靠的方法。此原则是根据质反应的概念，随着剂量或者暴露的增加，群体中效应发生率增加。在食品安全性评价实验中，对相对较少的实验动物必须以较高剂量进行试验，然后根据安全性评价原则外推估计低剂量暴露的危险性。食品安全性评价实验中，一般要设 3 个或 3 个以上的剂量组，以观察剂量－反应（效应）关系，确定受试化学物引起毒效应及其毒性参数。

③成年的健康（雄性和雌性未孕）实验动物和人可能的暴露途径是一致的。选用成年的健康实验动物是为了使实验结果具有代表性和可重复性。以成年的健康实验动物作为一般人群的代表性实验模型，而将幼年和老年动物、妊娠的雌性动物、疾病状态作为

特殊情况另作研究。这样可降低实验对象的多样性，减少实验误差。食品安全性评价实验结果的敏感性取决于受试物处理引起毒效应强度和实验误差两个因素，外源化学物以不同途径染毒，实验动物表现的毒性会有很大差异。

三、评价结果的判定

对食品中某种外源化学物或某种食品进行安全性评价时，必须在遵循上述基本原则的前提下，掌握该化学物的成分、理化性质等基本资料，动物实验资料以及人群的直接观察资料，最后进行综合评定。所谓绝对的安全是不存在的。在掌握上述三方面资料的基础上，进行最终评价时，应全面权衡其利弊和实际的可能性，从确保发挥该物质的最大效益以及对人体健康和环境造成最小危害的前提下做出结论。

第二节　食品安全性评价实验的目的和依据

食品安全性评价实验的目的，是利用体内（主要是指动物）、体外和人体资料相结合的手段实现对食品中外源化学物的食品安全性进行评价。

一、了解受试外源化学物毒作用的表现

在研究食品中外源化学物急性和慢性毒性的试验中，观察受试物对机体的有害作用。对有害作用的观察应是对每个实验动物进行全面的逐项的观察和记录。发现有害作用是进行剂量－反应（效应）研究的前提。一旦确认有害作用存在，是应该停止研究该损害是否可逆和消失、器官和组织功能是否恢复，还是像研究化学物致癌作用那样继续观察停止接触后损害继续发展？毒性的可逆性关系到对食用者的危害评价，如果受损的器官组织能够修复并恢复正常功能，则可能接受较高危险性的接触水平。确定受试物有害作用的靶器官和靶细胞是食品安全性评价研究的重要目的，阐明受试物毒作用的特点，并为进一步的机制研究和毒性防治提供线索。

二、了解受试外源化学物剂量－反应（效应）研究

剂量－反应（效应）研究是食品安全性评价和化学物质毒性研究的基础，通过对不同化学物有害作用剂量－反应（效应）的研究，可以得到该受试物的多种安全性参数。在急性毒性试验中，应得到经口 LD_{50}。在急性、亚急性、亚慢急性和慢性毒性、致畸和致癌试验中，均应得到相应的可观察到有害作用的最低剂量（LOAEL）和未观察到有害作用的剂量（NOAEL）。在致突变、致癌和致畸等特殊毒性试验中，剂量－反应（效应）研究将为确定受试物是否具有这些特殊毒性提供依据。

三、我国食品安全性评价法律、法规和标准

为了保障广大消费者的健康，我国已经制定了一个统一的食品安全性毒理学评价程序对于直接和间接用于食品的化学物质进行科学的安全性评价。《中华人民共和国食品安全法》第二十条规定，食品安全标准应包括：食品、食品相关产品中的致病性微生物、农药残留、兽药残留、重金属、污染物质以及其他危害人体健康物质的限量规定；食品添加剂的品种、使用范围、用量；专供婴幼儿和其他特定人群的主辅食品的营养成分要求；对与食品安全、营养有关的标签、标识、说明书的要求等。我国现行的有关食品安全性评价的法律、法规如表1-1所示。

表1-1　食品安全性评价国家标准

国标序号	实验类型	国标序号	实验类型
GB 15193.1—2003	食品安全性毒理学评价程序	GB 15193.12—2003	体外哺乳类细胞基因突变实验
GB 15193.2—2003	食品毒理学试验室操作规范	GB 15193.13—2003	30天和90天喂养试验
GB 15193.3—2003	急性毒性试验	GB 15193.14—2003	致畸试验
GB 15193.4—2003	鼠伤寒沙门菌/哺乳动物微粒体酶试验	GB 15193.15—2003	繁殖试验
GB 15193.5—2003	骨髓细胞微核试验	GB 15193.16—2003	代谢试验
GB 15193.6—2003	哺乳动物骨髓染色体畸变试验	GB 15193.17—2003	慢性毒性和致癌试验
GB 15193.7—2003	小鼠精子畸形试验	GB 15193.18—2003	日容许摄入量的制定
GB 15193.8—2003	小鼠睾丸染色体畸变试验	GB 15193.19—2003	致突变物、致畸物和致癌物的处理方法
GB 15193.9—2003	显性致死试验	GB 15193.20—2003	TK基因突变试验
GB 15193.10—2003	非程序性DNA合成试验	GB 15193.21—2003	受试物处理方法
GB 15193.11—2003	果蝇伴性隐性致死试验		

第三节　食品安全性评价实验中出现的问题

随着现代化工农业生产的飞速发展，特别是新的生物技术的应用，生产出了诸如转基因食品、新型生物制剂等高科技食用产品，给食品安全性评价带来了新问题。

一、食品安全性评价实验面临的问题

1. 食品安全性评价要逐步与国际标准接轨

近年来，世界各国逐渐认识到，对各项食品安全性评价实验方法和操作技术的标准化是决定评价结果是否可靠的关键，也是国际、国内不同实验室之间数据能否相互比较的基础，必须制定严格的规范对评价全过程进行质量控制。20世纪70年代，美国食品和药品管理局（FDA）和美国环境保护局（EPA）分别于1978年和1980年制定并颁布了

"良好实验室规范"（GLP），并列入法规中。随后欧洲经济合作与发展组织（OECP）及世界许多国家(包括我国)也相继确立了 GLP 原则。为保证规范的各项要求和规范能落实，GLP 要求对每项具体操作都要制定出"标准操作规范"（SOP），还要求有独立的质量保证部门。

2. 食品安全性评价是不断发展的

外源性化学物质食用安全性评价的内容是随着社会、经济和科技的发展不断补充、修改和完善的。20 世纪 60 年代以前，评价的内容还比较简单，主要是依据急性、亚急性、慢性毒性试验的结果进行评价。1961 年，西欧的一些国家发生了"反应停"事件，引起近万名婴儿畸形。这一恶性事件促使人们对发育、生殖毒性的重视，并在安全评价程序中加强了这方面的内容。

3. 食品安全性评价是不断完善的

随着遗传安全性评价的发展，对化学物质致突变、致癌性的评价成为安全性评价的内容之一。随着化学致癌物研究的不断发展，有些致癌物难以从我们人类的生产、生活环境中消除，而且化学致癌物的致癌作用是无阈值的。

二、食品安全性评价实验设计需注意的问题

按照目前的食品安全性评价规范进行食品安全性评价，在一定程度上可以提高各种外源化学物质的食用安全性，但并不能完全排除对人体健康危害的风险。

1. 敏感性不同

实验动物和人对外源化学物质的敏感性不同，有时甚至存在着质的差别。虽然在食品安全性评价实验中使用了两种或者两种以上的动物，并尽可能选择与人对毒物反应相似的动物，但要完全避免物种差异是不可能的。而且在动物实验中，仅可以观察到体征，而记录不到症状。实验动物一般都选用成年健康的动物，而接触人群可以是不同年龄、人种和种族。

2. 剂量–效应反应不同

在食品安全性评价实验中，为了寻求毒作用的靶器官，并能在相对少量的动物身上得到剂量–反应或者剂量–效应关系，往往需选用较大的染毒剂量，这一剂量通常要比人实际接触的剂量大得多，并且有些化学物在高剂量和低剂量的毒性作用规律并不一定一致。

3. 接触数量不同

食品安全性评价实验所用动物数量有限，那些发生率很低的毒性反应，在少量动物中难以发现。而化学物质一旦进入市场，接触的人群量往往会增加数万甚至百万倍。这就存在小数量实验动物到大量人群外推的不确定性。

三、食品安全性评价实验结果判定需注意的问题

影响食品安全性评价的因素很多，在进行食品安全性评价实验时所使用的实验方法都应该力求标准化、规范化，并应有严格的质量控制。因此，在进行实验设计过程中，必须要依据受试外源化学物的性质，充分利用国内外现有的研究资料和接触资料，讲究实效地进行科学的实验设计，考虑多方面的因素并消除相应的干扰，尽可能科学、公正地作出评价。

1. 人的可能摄入量

由于进行安全性评价的对象是食品，在进行食品安全性评价的时候，除了要考虑正常成年人的摄入水平之外，还要考虑各年龄阶段的人群(如儿童和老年人等)以及其他敏感人群(如孕妇、乳母及高摄入人群等)。

2. 参考资料

由于存在着动物与人之间的种属差异，在将动物实验结果推及到人时，应尽可能收集人群接触受试物后反应的资料，如职业性接触和意外事故接触等。志愿受试者体内的代谢资料对于将动物实验结果推及到人具有重要意义。在确保安全的条件下，可以考虑按照有关规定进行必要的人体试食试验。

目前各项动物毒性试验和体外试验系统虽有待完善，但却是目前科技水平下所能得到的最重要的资料，也是进行食品安全性评价的主要依据。在得到阳性试验结果，且结果的判定涉及受试物能否应用于食品时，需要考虑结果的重复性和剂量-反应关系。

3. 动物毒性试验结果推及到人

鉴于动物、人的种属和个体之间的生物特性差异，一般采用安全系数的方法，以确保对人的安全性。安全系数通常为 100 倍，但可根据受试物的理化性质、毒性大小、代谢特点、接触的人群范围、食品中的使用量及使用范围等因素，综合考虑增大或减小安全系数。

4. 代谢试验的资料

代谢研究是对化学物质进行食品安全性评价的一个重要方面，不同化学物质剂量大小及其在代谢方面的差别往往对毒性作用影响很大。在食品安全性评价试验中，原则上应尽量使用与人具有相同代谢途径和模式的动物来进行试验。研究受试物在实验动物和人体内的吸收、分布、排泄和生物转化方面的差别，对于将动物实验结果客观地推论到人具有重要意义。

5. 综合评价

在进行最后评价时，必须在受试物可能对人体健康造成的危害以及其可能的有益作用之间进行权衡。评价的依据除了科学的实验资料外，还与当时的科学水平、技术条件以及社会因素有关。因此，随着时间的推移，很可能结论也不同。随着科学技术的进步和研究工作的不断进展，应定期地对已通过评价的化学物质进行新评价。

　　世界卫生组织(WHO)在《临床前药物安全性实验原则》的文件中指出:"虽然事先对生物活性物质进行了最仔细彻底的研究,但给人使用时总是不可避免地要冒一定的风险。"这就是体内和体外试验的局限性,尤其是动物实验,即动物实验的结果外推到人的不确定性。目前的食品安全性评价体内试验还都是局限于动物实验,而以上这些都构成了从食品安全性评价的动物实验结果向人群安全性评价外推时的不确定因素,使食品安全性评价的实验具有一定的局限性。

第二章　动物实验基础

动物实验是实验动物作为人的替身而进行各种生命科学实验的过程。动物实验操作技术是实施动物实验的重要手段，在不同的研究领域中有不同的目的和应用。

第一节 实验动物房

根据实验目的选择合适的实验动物房，实验动物房要与实验动物同等级别，应符合实验动物的生活习性和国家实验动物设施各项标准。

一、实验动物环境

实验动物的生活环境需被人为设定和控制。环境控制程度越高，环境中的实验动物越具有一致性，实验结果越精确、重复性越好、可信度越高。

实验动物生长发育、繁殖交配所赖以生存发展的特定场所和外在条件，称为实验动物的环境。影响实验动物环境的因素有很多，气候因素、理化因素、居住因素、生物因素等都会对实验动物产生影响。表 2-1 说明了大鼠和小鼠的饲养面积。

表 2-1 大鼠和小鼠的饲养面积

动物体重		饲养器	底面积/每头动物	高 度
小 鼠	< 10g	笼	39cm^2	12.7cm
	10 ~ 15g	笼	52cm^2	12.7cm
	16 ~ 25g	笼	77cm^2	12.7cm
	> 25g	笼	97cm^2	12.7cm
大 鼠	< 100g	笼	110cm^2	17.8cm
	100 ~ 200g	笼	148cm^2	17.8cm
	201 ~ 300g	笼	187cm^2	17.8cm
	> 300g	笼	258cm^2	17.8cm

测定前，空调系统应连续运转 24h 以上。当设施环境温度波动范围大于 ±2℃，室内相对湿度波动范围大于 10% 时，温湿度测定宜连续进行 8h。测定气流方向一般用烟雾法，也可用纸条测定法。测定气流速度则将风速仪放置在有代表性的位置进行测定。

对实验动物进行消毒前，用 2% 氢氧化钠清洗动物房，除去污垢。熏蒸时，封闭动物房进气口和出气口，按照每立方米容积 15mL 甲醛和 7.5g 高锰酸钾的标准，将甲醛徐徐倒入高锰酸钾中，采用电炉加热，控制温度 ≥25℃，相对湿度 ≥80%。熏蒸 24h 后，打开进气口，启动空调机和进气风机，几分钟后，打开排气口，启动排风扇，排气 3 ~ 5d 后，方可使用。

二、实验动物的设施

根据对饲养动物的微生物控制程度和空气净化程度，将实验动物设施分为隔离系统、屏障系统和开放系统。隔离系统用于饲养无菌动物和悉生动物。隔离装置内的空气、饲料、水、垫料和设备均为无菌，动物和物品的动态传递必须经特殊的传递系统，该环境既能保证与外环境的绝对隔离，又能满足转运动物时保持内环境一致。屏障系统是实验室应用最多的一个系统，主要用于饲养清洁级和无特定病原体动物（SPF）级实验动物。

三、进入动物实验室的流程

工作人员进入屏障系统前将所需物品放置于传递舱内进行灭菌，然后才能进入淋浴室淋浴。完毕后，穿戴灭菌的衣服、口罩和帽子进入清洁走廊，从传递舱中取出已经灭菌了的物品，进入动物房或实验室，工作完毕后带上所需物品通过污染走廊出屏障系统。

第二节　实验动物

实验动物是经人工培育、遗传背景清楚、对其质量实行控制、用于科学实验及产品生产的动物。实验动物常与实验用动物混淆，一般来说，凡是以研究、实验、教育、药品生产等为目的，在动物实验中饲养的动物，统称为实验用动物。

一、常用的实验动物介绍

小鼠在分类学上属于脊椎动物门哺乳纲啮齿目鼠科小鼠属，来源于野生小家鼠。几个世纪以前，小鼠就作为观赏动物被驯养。小鼠是目前世界上用量最大、用途最广且研究最充分的实验动物。小鼠 6~7 周龄时性成熟，妊娠期为 19~21d，哺乳期为 20~22d，寿命 1~2 年。

实验大鼠属于脊椎动物门哺乳纲啮齿目鼠科大鼠属，由褐家鼠变种而来。一般成年雄鼠体重 300~600g，雌鼠体重 250~500g。大鼠 2 月龄性成熟，妊娠期为 19~21d，哺乳期为 21d，寿命 2~3 年。大鼠喜独居，夜间活跃。

家兔属于脊椎动物门哺乳纲兔形目兔科真兔属。兔的妊娠期 30~33d，哺乳期为 40~45d，寿命一般 5~6 年。家兔为草食性动物，嗅觉灵敏，胆小怕惊，群居性差，对环境影响亦很敏感。适宜的环境温度为 18~27℃，相对湿度为 50%~65%。噪音≤60dB。

二、实验动物分级和健康评价

根据微生物等级标准不同及环境控制程度的不同，我国将实验动物分为 4 个等级，即普通级动物、清洁级动物、无特定病原体动物和无菌动物。普通级动物指饲养在开放环境中，未经积极的微生物控制，不携带主要人兽共患病病原体和动物烈性传染病病原体的动物。一般仅限于教学实验，不适合进行科学研究。清洁级动物指除普通级动物应排除的病原体外，不携带对动物危害大和对科学研究干扰大的病原体的动物。目前，该级别实验动物使用最广泛。其必须被饲养于屏障设施内。无特定病原体动物,指除普通级和清洁级动物应排出的病原体外,不携带主要潜在感染或条件致病和对科学实验干扰大的病原体的动物。无菌动物指用现有技术手段从动物体内外检查不到其他生命体的动物,主要来源于无菌剖腹产。

健康动物被毛浓密而有光泽,皮肤有弹性,无创伤、脓疮、疥癣、湿疹等。健康动物天然孔无分泌物,可视黏膜红润,即要求无流涎、鼻涕、眼屎、且肛门周围无污湿、阴户无恶露。健康动物眼睛明亮,活泼好动,反应灵敏,无过度兴奋或精神沉郁,无震颤、麻痹等情况出现。健康动物粪便有固定的形态、色泽、数量和硬度,如小鼠粪便呈圆粒状、光滑成型、淡褐色。健康动物食欲旺盛,有固定的进食量、饮水量。食欲减退、饮水过量等均属异常。

三、实验动物的伦理和福利

2004 年,我国在《实验动物管理条例》中新增"动物福利"这一章节,即要求在保证科学发展的原则下,强调动物福利,实验过程中,尽量减少动物痛苦,尽量优化动物实验环境,尽量减少动物的使用量。

保证实验动物生存时包括运输中享有最基本的权利:享有免受饥渴、生活舒适自由;享有良好的饲养和标准化的生活环境;各类实验动物管理要符合该类实验动物的操作技术规程。充分考虑动物的利益,善待动物,防止或减少动物的应激、痛苦和伤害,尊重动物生命,制止针对动物的野蛮行为,采取痛苦最少的方法处置动物;实验动物项目要保证从业人员的安全;动物实验方法和目的符合人类的道德伦理标准和国际惯例。

第三节　动物实验操作

动物实验操作技术是实施动物实验的重要手段,在不同的研究领域有不同的目的和应用,一些基本的操作技术是相同的。

一、实验动物的基本操作

实验人员在进行动物实验前,要进行动物标记或特征编号。在进行实验时,必须正确抓取动物,禁止对动物采取突然、粗暴的方法,以免被动物咬伤或造成动物伤亡和应激反应。

（一）实验动物抓取与固定

在抓取和固定时,首先应慢慢友好地接近动物,注意观察动物的表情,待动物安静后抓取,抓取动作应准确、迅速、熟练、温柔。必要时,实验人员应戴上防护工具。

1. 小鼠的抓取与固定

用右手捏住鼠尾并提起,放在较粗糙的平面或盒盖上,轻轻地向后拉。当其向前爬行时，用左手拇指和食指捏住小鼠颈部两耳间的皮肤，然后将鼠体置于左手心中，用右手将鼠后肢拉直，用左手无名指和小指压紧尾巴和后肢，使小鼠身体呈一条直线(见图2-1)。取尾血或进行尾静脉注射时，可将小鼠固定在固定器中。在进行外科手术或解剖时，须使用固定板。

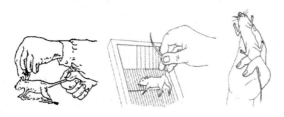

图 2-1　小鼠的抓取

2. 大鼠的抓取与固定

大鼠的固定方法基本同小鼠，右手抓住大鼠的尾巴向后拉，左手虎口卡住大鼠躯干，并稍加压力向前移行，至颈部时用左手拇、食指卡住大鼠颈部，其余三指及手掌心握住大鼠上半身背腹部，并将其保持仰卧位，调整左手拇指位置紧抵在下颌骨上。

3. 家兔的抓取与固定

抓取家兔时，家兔会使劲挣扎，要特别注意其四肢，防止被其抓伤。抓取时，右手抓住兔颈部的被毛和皮肤，将其提起，左手托起兔的臀部即可(见图2-2)。血管注射或取血时，可用兔盒固定。腹部注射或手术时，需将其固定在固定台上、用兔头固定夹固定兔头。

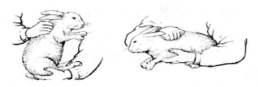

图 2-2　兔的抓取

(二)实验动物的常用标记法

良好的标记方法应保证号码清楚、简便易认和耐久使用。应选择对动物无毒性、操作简单且长时间能够识别的方法。染色法是目前较常用的标记方法之一，最常用的染色剂是3%～5%苦味酸溶液，编号本着先左后右，从前到后的原则。一般左前腿上为1，左腰部为2，左后腿为3，头部为4，背部为5，尾基部为6，右前腿为7，右腰部为8，右后腿为9。

(三)动物实验染毒

动物实验最常用的染毒途径为经口、经呼吸道及注射途径。染毒的途径和方法应根据实验目的、实验动物种类和药物剂型等情况确定不同途径，吸收速率一般是：静脉注

射 > 吸入 > 肌内注射 > 腹腔注射 > 皮下注射 > 经口 > 皮内注射 > 其他途径(如经皮等)。

1. 经口染毒

经口染毒常用有灌胃、掺入和吞咽胶囊等方式。灌胃法适用于大鼠和小鼠。用左手抓取鼠,使其呈垂直体位。右手持灌胃针,针头由嘴角插入,沿咽后壁缓慢插入食道,遇阻力时,轻轻上下滑动,一旦感觉阻力突然消失有落空感时,表明针头已进入胃里。如果进针阻力很大或动物出现剧烈挣扎及呼吸困难时,灌胃针可能插入气管,应停止进针(见图2-3)。灌胃剂量一般为小鼠0.2~1mL,大鼠1~4mL,兔80~150mL。

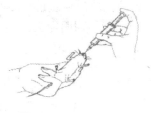

图 2-3　灌胃染毒

掺入法适用于较大动物,即将不易挥发、不易被破坏、不与食物起化学作用、无异味的受试物混入饲料或饮水中,让动物自动摄取。此法剂量不准。也可将易挥发、易水解和有异味的受试物装入药用胶囊内,强制放到动物的舌后咽部,迫使动物咽下。

2. 经呼吸道染毒

经呼吸道染毒可分为吸入染毒和气管内注入。动式吸入染毒法即采用机械通风装置,连续不断地将空气和毒物送入染毒柜,并排除等量的污染气体,使染毒浓度相对稳定;静式吸入染毒法是将实验动物置于某一密闭容器内,加入一定量毒物,形成一定浓度的含毒空气,在规定时间内观察实验动物的反应。气管注入法是将毒物直接注入实验动物气管内的方法。

3. 注射染毒

注射染毒主要有腹腔注射、静脉注射、肌肉注射、皮下注射和皮内注射法。腹腔注射是使动物腹部朝上,头部略低于尾部,右手将注射器针头刺入腹部皮下,并向前进针3mm,然后再把针竖起,使针头与皮肤呈45°角斜刺入腹肌进入腹腔内,缓慢注入受试物。静脉注射是将鼠置于固鼠器内,用酒精棉擦拭鼠尾进行消毒同时使静脉充盈。用左手中指和食指夹住尾根部,拇指与中指拉直尾部。选择尾端部位,使注射器呈30°角刺入尾静脉(见图2-4)。肌肉注射是将动物固定,右手持注射器一次性刺入肌肉中。皮下注射一般选择颈部背部、侧腹部或后腿部位,然后将皮肤提起,针头呈钝角刺入皮下。皮内注射是将注射部位去毛,用左手将皮肤捏起,使针头以30°角沿皮肤表浅层刺入皮内,然后将针头向上挑,再向前刺入皮内。

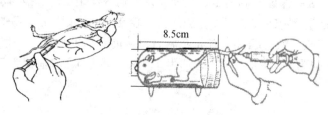

图 2-4　腹腔注射和尾静脉注射染毒

二、实验动物解剖

1. 实验动物的麻醉

动物麻醉可消除动物手术疼痛，便于实验操作，保证动物安全，为手术创造良好的条件。根据实验目的和所选动物，有全身麻醉和局部麻醉。目前常用的全身麻醉方法一般有吸入法和注射法。吸入法是将浸润了乙醚的棉球放入密闭容器（如干燥器）中，然后将实验动物放入缸内，待动物倒下，即可进行试验。如需维持较长时间，可准备一个浸有乙醚的棉球，在动物麻醉变浅时将其放在动物鼻端。采用注射法时，鼠类使用静脉或腹腔注射戊巴比妥钠 50mg/kg，兔使用 30mg/kg。局部麻醉常用 2% 盐酸普鲁卡因，剂量依据手术范围和麻醉深度而定。

2. 实验动物的处死

实验动物的处死必须遵循实验动物的伦理要求和动物福利法，按照人道主义原则处死实验动物。颈椎脱臼法是啮齿动物最常用的处死方法，将动物置于实验台上，用左手拇指和食指按住鼠头，右手抓住尾根用力向后拉，使脊髓、脑髓拉断，动物立即死亡。断头法是用剪刀在鼠颈部一下剪断头部，使脑脊髓断离同时大量失血，动物死亡。

3. 实验动物解剖

将动物麻醉或处死后，将实验动物仰卧固定于解剖台上。首先沿腹中线剪开皮肤和腹壁肌肉，观察腹腔内有无积液，依次取出胃、肝、胆、脾、肠、肾等器官。检查这些器官形状、色泽、硬度及有无充血、出血等病变发生。然后剪断两侧肋骨和膈肌，暴露胸腔，观察胸腔内有无积液，从喉头以上剪断气管，沿食道后壁分离，剪断食管同胃连接处。依次检查食管、气管、肺有无出血、炎症，观察心脏大小、外形有无出血、充血、积液。最后从枕骨剪开颅骨，剪去颅顶的骨片，露出大脑、小脑和延脑，检查脑的表面、脑回、脑沟有无异常变化。

4. 生物材料采集

在动物实验研究中，常常需要收集实验动物的血液、尿液或其他体液进行常规检查或生化分析，因此，正确采集实验动物的生物材料是动物实验最基本和最重要的操作技术之一。

取血的方法有很多，有断尾采血、眼眶静脉丛采血、摘眼球采血和断头采血。断尾采血，小鼠每次可取 0.1mL 左右，大鼠每次可取 0.5mL。眼眶静脉丛取血，小鼠每次可采血 0.2mL，大鼠每次可采血 1.0mL。断头取血，小鼠可采血约 1.0mL，大鼠约 5mL。

取尿时，一般在实验前需给动物灌服一定量的水，尿液的采集方法很多，可在特制的代谢笼中饲养动物，可通过笼子底部的大小便分离漏斗将尿液与粪便分离开。此法适用于大鼠和小鼠。也可以直接提起小鼠尾巴，引起其反射性排尿，然后吸取其排出的尿液。

5. 组织制片

实验动物组织制片最常用的是石蜡切片和苏木精－伊红（HE）染色，将厚度不超过 0.5cm 的新鲜组织用生理盐水进行漂洗，并置于 10% 甲醛中固定 24h，而后用流水或乙醇冲洗组织 24h。接着逐级使用 50%、75%、85%、95%（Ⅰ）（Ⅱ）和 100%（Ⅰ）（Ⅱ）（各 1h）的乙醇对组织进行脱水。将脱水后的组织浸泡于二甲苯中 1h，再放入温热融化的石蜡中浸透 2h，之后将其倒入一定容器中，进行石蜡包埋。然后用切片机将含有组织的石蜡切成 5μm 的薄片。将该石蜡薄片放在已涂有蛋清甘油和加数滴水的玻片上，略加热使蜡片展平、晾干。再将该蜡片于二甲苯中浸泡 15min，然后依次浸入 50%、70%、80%、90%、95% 和 100% 的乙醇各 5min，最后浸入蒸馏水 2min。

三、动物样品的体外试验

动物实验主要分为体内试验和体外试验，体内试验主要以实验动物为研究模型，体外试验主要是以动物离体的组织或细胞为研究模型。体内试验是以实验动物为模型，通过外源化学物对实验动物的毒性反应，外推其对人的危害及危险性。实验动物通常采用哺乳动物，如大鼠、小鼠、豚鼠等。体外试验是将离体的脏器（肝脏、肾脏、肺、脑等）、脏器分离的细胞或细胞进一步离心制得的细胞器与外源化学物作用后，观察该脏器、细胞或细胞器出现的毒性作用。多用于外源化学物对机体急性毒作用的初筛、作用机制和代谢转化过程的观察研究。

广义的体外试验是指从动物活体中取出组织，在模拟体内生理环境等特定的体外条件下，进行孵育培养，使之生存并增殖。体外培养可分为组织培养、细胞培养、器官培养。组织培养是指把活体的一片组织置于底物上孵育，细胞自其周围移出并增殖。细胞培养是指把取得的组织用机械或消化的方法分散成单个细胞悬液，然后进行培养、增殖。这些培养物的主要成分均属细胞，而这些细胞在体外增殖时，仍然是相互依存、相互影响的。

（一）哺乳动物细胞制备和培养

人和哺乳动物机体内绝大部分组织都可以在体外模拟环境下培养和增殖，但培养的状态和难易程度与组织的类型、分化的程度、供体动物的年龄以及原代培养的方法等因素都有直接的关系。

1. 常用仪器与设备

常用仪器和设备有以下几种：

（1）无菌实验室　一般由更衣间、缓冲间和操作间三部分组成。

（2）超净工作台　内设鼓风机，驱动空气通过高效滤器过滤净化，使操作区构成无菌环境。

（3）CO_2 培养箱　提供 5% 的 CO_2 环境，可精确控温，pH 值稳定。

（4）电热干燥箱　主要用于烘干热消毒玻璃器皿。

（5）显微镜　普通显微镜用于细胞计数和一般观察；倒置显微镜用于观察细胞的生长情况。

（6）离心机　用于制备细胞悬液、漂洗、分离细胞。最好同时配高速冷冻离心机。

（7）培养器皿　多孔培养板、培养皿、培养瓶、吸管、玻璃瓶、离心管。

（8）其他　存放培养介质等物质的冰箱、贮存细胞的液氮灌、制备三蒸水的水纯化装置。

2. 常用培养用液

（1）平衡盐溶液　常使用磷酸盐缓冲液（PBS）或 Hank's 液。其作用主要是维持渗透压、缓冲和调节酸碱度。

（2）消化液　常用 0.25% 或 0.5% 胰蛋白溶液、0.02% 乙二胺四乙酸二钠溶液。其作用是使贴壁细胞从瓶壁上脱落，并使细胞游离分散开。

（3）抗生素溶液　常在培养基中加入 100U/mL 青霉素钠盐和 100μg/mL 硫酸链霉素，以防止细胞培养过程中发生污染。

（4）pH 值调节液　常采用 5%～10% 碳酸氢钠和 10～15mmol/L 4-羟乙基哌嗪乙磺酸（Hepes）缓冲液，可较长时间保持恒定 pH 值范围。

（5）培养基　最常见的天然培养基是小牛血清。此外，可依据天然培养基的成分，用化学物质模拟合成培养基，如 Eagle 培养基。

3. 原代细胞的分离培养

原代培养也叫初代培养，是从供体取得组织细胞后在体外进行的首次培养，原代培养是建立各种细胞系的第一步。

（1）原代细胞的分离　原代取材是进行组织细胞培养的第一步，主要有以下两种方法：

①机械分散法：将纤维成分少的软组织（如脑组织）或部分胚胎组织用剪刀剪碎，用吸管吹打分散组织细胞或在不锈钢纱网内用钝物压挤，使细胞从网孔中压挤出。

②消化分散法：将取得的组织用 Hank's 液漂洗 3 次，剪碎，再用 Hank's 液洗 2～3 次。然后加入 0.25% 的胰蛋白酶，摇匀，4℃过夜。次日用 Hank's 液洗涤 2～3 次，弃上清液，加入少量营养液，然后用吸管将组织细胞吹打分散开，并按适当的浓度进行分瓶培养。

（2）原代细胞的培养（贴壁细胞）　将细胞充分漂洗，以 5×10^8 个/L 的浓度将细胞接种于含 10%～20% 小牛血清的 Eagle 培养基中，置于 37℃，5% CO_2 培养箱中培养。在开始的 2d 内，尽量减少振荡，待细胞基本贴壁伸展并逐渐形成网状，再倒去旧液，加入与原培养基等量的新鲜的培养基。

4. 传代细胞的培养（25mL 培养瓶贴壁细胞）

将旧培养基倒掉，加入 2mL PBS，漂洗 1 次，加入 1mL 消化液，使消化液与细胞充分接触，待细胞层略有松动时，倒掉消化液，继续作用 3min，加入 5mL 完全培养基，用吸管反复吹打瓶壁上的细胞，用计数板计算细胞浓度，再用培养基调整细胞浓度并进行分瓶培养。

5. 培养细胞的观察

观察培养细胞主要采用肉眼观察和显微镜观察。

（1）肉眼观察　正常情况下，培养基清亮透明，呈粉红色。一旦培养基变黄，应及时换液传代。如有混浊或液体内漂浮着异物，则要注意是否有细菌污染。

（2）显微镜观察　倒置显微镜下观察，生长良好的细胞透明度大，折光性强，轮廓不清。生长不良的细胞则轮廓增强，细胞质中出现空泡、脂滴及其他颗粒状物质，细胞形态不规则，细胞之间空隙增大。

6. 细胞检测方法

常用的细胞检测方法有细胞计数、绘制细胞生长曲线、计算细胞接种存活率。

（1）细胞计数　采用血球计数法进行细胞计数。

（2）细胞生长曲线　在同一规格的培养瓶中，接种同等量的同一代细胞，经培养后每隔24h取出几瓶进行细胞计数，以培养时间为横坐标，细胞数的对数为纵坐标，绘制曲线即得该细胞的生长曲线。

（3）细胞接种存活率　将处于对数生长期的细胞制成细胞悬液，计数，按测定细胞生长曲线接种细胞的原则，将细胞接种于12～15瓶培养瓶中。每2h取出1瓶，弃去培养基，加入胰酶消化已贴壁的细胞，计数已贴壁的细胞。

$$接种存活率（贴壁率）=（贴壁存活细胞数/接种细胞数）\times 100\%。$$

（二）亚细胞组分制备及其检测

细胞由许多亚细胞组分组成，如细胞核、线粒体、内质网膜、溶酶体及高尔基氏体等，它们在维持细胞正常生理功能方面起着重要的作用。故许多外源化学物引起机体的损害作用，有可能与亚细胞组分的结构与功能损伤有关。

在食品安全性评价实验中，亚细胞组分作为遗传毒性测定中的代谢活化系统，主要用于中毒机理的分子水平研究。但它离开整体细胞，也有一定的局限性，即它仅提供一些有关特殊作用能力的特定信息。对外源化学物毒作用机理研究，还应结合其他研究，如整体试验、细胞试验等综合作出评价。现就肝脏微粒体和肝线粒体的制备及其检测方法加以介绍。

1. 肝脏微粒体分离制备及其活性测定

（1）仪器设备　低温超速离心机、匀浆器。

（2）试剂　0.25mol/L蔗糖-5m mol/LTris-HCl缓冲溶液（pH 7.4）、生理盐水。

（3）操作方法　将大鼠断头处死，尽量放尽血液。迅速剖开腹腔取出肝脏，用预冷的生理盐水清洗、擦干、称重。然后尽可能将肝脏剪碎，按照1∶3体积比加入蔗糖-Tris-HCl缓冲溶液，匀浆。然后以600g离心5min，弃沉淀，将上清液于2～4℃13 000×g离心20min，弃去沉淀和液面漂浮的脂质。将获得的上清液于2～4℃105 000×g离心60min，弃上清液，所得沉淀即为微粒体。将沉淀悬浮于适量蔗糖-Tris-HCl缓冲溶液中，再次于2～4℃105 000×g离心60min，弃上清液，所得沉淀即为纯度较高的微粒体。通过测定苯胺羟化酶活力来间接鉴定微粒体的纯度。

2. 肝线粒体的分离制备

线粒体是真核细胞特有的，是能量转换的重要细胞器。对线粒体结构与功能的研究通常是在离体的线粒体上进行的。本试验以大鼠肝组织为实验材料，通过对肝组织匀浆液进行离心制备线粒体样本，用于进一步分析检测。

（1）仪器设备　低温超速离心机、匀浆器。

（2）试剂　0.25mol/L 蔗糖（含有 1mmol/L EDTA，5mmol/L pH7.4 Tris-HCl 缓冲液）、0.25mol/L 蔗糖-50mol/LTris-HCl 缓冲溶液（pH 7.4）。

（3）操作方法　将大鼠断头处死，放尽血液。迅速剖开腹腔取出肝脏，用预冷的缓冲溶液清洗、擦干、称重。将肝脏剪成小的组织块，用预冷的缓冲液洗 2 ~ 3 次，以 1 100r/min，上下匀浆 10 次。然后匀浆液于 2 000r/min 离心 10min，弃去沉淀，上清液于 2 ~ 4℃ 10 000r/min 离心 7min。所得沉淀可分 3 层：底层为白色或红色的残留细胞碎片和红细胞，中层为深棕色的大量完整线粒体和一些溶酶体，上层为绒毛状、有光泽、带粉红色的线粒体和微粒体。小心去除上层沉淀，收集含有线粒体的中层沉淀，加适量的缓冲液，再于 2 ~ 4℃ 10 000r/min 离心 10min，沉淀即为线粒体。通过测定琥珀酸脱氢酶活力（Dariusz）来间接鉴定所提取线粒体的纯度。

（三）生物膜的制备与其性质的研究

生物膜是镶嵌有蛋白质和糖蛋白的磷脂双分子层，起着划分和分隔细胞和细胞器的作用。生物膜也是与许多能量转化和细胞内通信有关的重要部位。

1. 生物膜的制备

（1）肝细胞膜的制备

①基本原理：将肝组织在匀浆介质中温和匀浆，使细胞膜保持较大的膜片；再应用低速离心使细胞膜片与细胞核一起从匀浆中分离，再利用细胞膜与细胞核之间的密度差异，用密度梯度离心将细胞膜从低速离心获得的粗核部分中分离出来。

②仪器设备：制备型超速离心机、Potter 匀浆器。

③试剂：0.5mmol/L CaCl$_2$-1.0mmol/L Na$_2$B$_4$O$_7$（pH7.5）；70%、45%、41% 和 37% 的蔗糖溶液；0.85% NaCl 溶液；7mmol/L Tris-HCl 缓冲液（pH7.5）。

④操作方法：将大鼠断头处死，迅速取出肝脏，随即用预冷的生理盐水洗涤 3 ~ 5 次。取肝脏 2.5g，尽量剪碎，加入预冷的匀浆介质 25mL，上下匀浆 10 次。将匀浆液稀释至 250mL，经双层尼龙布过滤，滤液于 1 500 × g 离心 30min，弃上清液。沉淀用适量的预冷匀浆介质悬浮，再次上下匀浆 4 ~ 5 次，然后定容至 150mL，1 200 × g 离心 15min，弃上清液。沉淀再次用适量的预冷匀浆介质悬浮，并上下匀浆 4 ~ 5 次，然后定容至 80mL，1 200 × g 离心 15min，弃上清液。同时将沉淀悬浮于 3mL 匀浆介质，再加入 70% 蔗糖至 8.5mL，混匀。将其转移至超速离心管中，在其上依次铺加 45% 蔗糖溶液 8mL、41% 蔗糖溶液 12mL 和 37% 蔗糖溶液 6mL，形成不连续的蔗糖密度梯度。超速离心 100 000 × g 2h，后收集 41% 与 37% 蔗糖溶液界面的致密沉淀（细胞膜）。并用 7mmol/L Tris-HCl 缓冲液洗涤该沉淀 3 ~ 5 次，溶液保存备用。

（2）红细胞膜的制备

①仪器设备：常速和低温高速离心机。

②试剂：150mmol/L NaCl-10mmol/L Tris-HCl 等渗缓冲溶液（pH7.5）；10mmol/L Tris-HCl 低渗缓冲溶液（pH7.5）。

③操作方法：取血液置于内含肝素的容器内，加入 10 倍体积的预冷的等渗缓冲溶液，于 $600 \times g$ 离心 10min，弃上清，沉淀用预冷的等渗缓冲溶液悬浮，再次于 $600 \times g$ 离心 10min，弃上清和灰白色绒毛状膜部分，即得红细胞。按照 1:20 的体积比向红细胞中加入低渗缓冲溶液，缓慢搅拌，于 4℃溶血 1h。然后于 4℃ 10 000 $\times g$ 离心 20min，弃上清液，沉淀即为红细胞膜。

2. 生物膜性质的研究

生物膜具有两个明显的特征，即膜流动性和膜通透性。

（1）膜流动性　目前常用荧光偏振法、旋标记法及饱和转移自旋共振波谱法测定膜脂的流动性。采用荧光漂白恢复法测定膜蛋白质的运动。

（2）膜通透性　目前，常利用测定生物膜的导电性、电容及膜电位等电特征参数来检测膜通透性，也可利用荧光素释放法测定膜通透性。即膜通透性正常时，包裹在脂质体内部的羧基荧光素的浓度较大，会产生猝灭而不显示荧光。但当膜通透性改变时，脂质体内羧基荧光素因向外渗漏而浓度降低，从而出现荧光。依荧光强度的变化，反映脂质体膜的通透性改变。

第三章　食品安全性评价实验设计、结果处理与分析

　　食品安全性评价实验是通过体内试验、体外试验和对人群的观察，阐明食品中某种外源化学物的毒性及其潜在的危害，对该物质能否存在于食品中作出取舍的决定，或提出人类安全的接触条件，即对人类食用这种物质的安全性作出评价的研究过程。

第一节　食品安全性评价实验设计

一、设计原则

食品安全性评价实验主要以体内试验为主，体内实验主要是以实验动物为模型，通过外源化学物对实验动物的毒性反应，评估外源化学物对人的危险性的实验。在实验设计时，一般要遵循的原则是：①凡属于我国创新的物质要求进行全部4个阶段的试验。特别是提示有慢性毒性、遗传毒性或致癌性可能或产量大、适用范围广、摄入机会多的必须进行全部4个阶段的毒性试验；②凡属与已知物质或是有很长食用历史的食品(指经过安全性评价并允许使用者)的化学结构基本相同的衍生物或类似物，则根据第1、2、3阶段毒性试验结果判断是否需要进行第4阶段的毒性试验；③凡属已知化学物和食物成分，世界卫生组织已公布每人每日容许摄入量，有资料证明我国产品的质量规格与国外一致，一般不要求进行进一步的毒性试验，否则应进行第3阶段毒性试验。

二、注意事项

影响毒性鉴定和安全性评价的因素很多，进行体内食品安全性评价实验时应消除相应的干扰，尽可能科学、公正地作出评价结论。需要注意以下几个方面。

1. 剂量分组

在食品安全性评价实验中，一般要设3个剂量组。高剂量组出现明确的有害作用，或者高剂量组剂量达到极限剂量。低剂量组不出现任何可观察到的有害作用，但应高于人或至少等于人可能的接触剂量。中剂量组的剂量介于高低剂量组之间，理论上应该出现轻微的毒性效应。

食品安全性评价实验每组动物的数量取决于很多因素，如实验目的和设计、要求的敏感度、实验动物的寿命、生殖能力等。每组动物数的设计还应考虑到统计学的要求。

2. 实验对照

食品安全性评价实验常用的对照有4种：空白对照即对照组不施加任何处理因素，不给受试物也不给以相应的操作。阴性对照是不给处理因素但给以必需的实验因素，以排除此实验因素的影响，阴性对照作为染毒组比较的基础。阳性对照是用已知的阳性物(如致突变物)检测试验体系的有效性。如果本试验数据引用了以往试验的对照组数据，上述3种对照都可以构成相应的历史对照。历史对照的最好用途是通过同质性检验检查试验体系的稳定性。

3. 实验期限

有些食品安全性评价实验的试验期限是由受试实验动物物种或品系决定的。而有些实验的期限在某种程度上由本实验的定义所决定。如急性毒性是一次或 1d 内多次染毒观察 14d，亚慢性毒性试验为染毒持续至实验动物寿命的 10%，对大鼠和小鼠为 90d，对狗应为 1 年。慢性毒性试验和致癌试验持续的时间，一般规定为持续至实验动物寿命的大部分，又可以分为两类，即规定实验期限的实验，或直到最敏感的组死亡率达到某一水平（通常为 80%）的实验。

三、结果判定

根据不同的实验目的和实验内容，实验结果的判定依据有如下几方面。

1. 急性毒性试验和短期喂养试验

如 LD_{50} 剂量小于人的可能摄入量的 10 倍，则放弃受试物用于食品；如大于 10 倍，可进入下一阶段食品安全性评价实验；凡 LD_{50} 在人的可能摄入量的 10 倍左右时，应进行重复实验或用另一种方法进行验证。

一般来说，只对要求进行第一、二阶段食品安全性评价实验的受试物进行短期喂养试验，如实验结果未发现有明显的毒性作用，综合其他各项实验结果可作出初步评价；若试验中发现有明显的毒作用，尤其是有剂量 - 反应关系时，则考虑进行下一步的毒性试验。

2. 遗传毒性试验

根据受试物的化学结构、理化性质以及对遗传物质作用终点的不同，并兼顾体外和体内试验以及体细胞和生殖细胞的原则，根据以下原则对结果进行判断。如三项试验（Ames 试验或 V79/HGPRT 基因突变试验、骨髓细胞微核试验或哺乳动物骨髓细胞染色体畸变试验、TK 基因突变试验或者小鼠精子畸形分析/睾丸染色体畸变分析中任一项）中，体、内外试验中各有一项或一项以上试验阳性，则表示该受试物很可能具有遗传毒性和致癌作用，一般应放弃该受试物应用于食品。如三项实验中一项体内实验为阳性或者两项体外实验为阳性，再选择两项备选实验（至少一项为体内实验）。如再选的实验均为阴性，则可进行下一步的毒性试验；如果其中一项试验为阳性，则结合其他试验结果，经专家讨论决定，再做其他备选试验或者进行下一步的毒性试验。如三项试验均为阴性，则可进行下一步毒性试验。

3. 90d 喂养试验、繁殖试验、传统致畸试验

根据这三项试验所采用的最敏感指标的最大无作用剂量评价，原则是：最大无作用剂量小于或等于人的可能摄入量的 100 倍者，表示毒性较强，应放弃该受试物用于食品。最大无作用剂量大于 100 倍而小于 300 倍者，应进行慢性毒性试验。最大无作用剂量大于或等于 300 倍者，则不必进行慢性毒性试验，可进行安全性评价。

4. 慢性毒性试验和致癌试验

根据慢性毒性试验所得到的最大无作用剂量进行评价，原则是：最大无作用剂量小于或等于人的可能摄入量的 50 倍者，表示毒性较强，应放弃该受试物用于食品。最大无作用剂量大于 50 倍而小于 100 倍者，进行安全评价后，决定该受试物可否用于食品。

最大无作用剂量大于或等于 100 倍者，可考虑使用于食品。

根据致癌试验所得到的肿瘤发生率、潜伏期和多发性等进行致癌试验结果判断的原则是：凡符合下列情况之一，并经过统计学处理有显著性差异者，可认为致癌试验结果阳性。若存在剂量 - 反应关系，则判断结果更可靠。

5. 综合性评价

新资源食品、复合配方食品等非传统食品在试验中，若最大加入量（一般不超过饲料的 5%）或最大可能的浓缩物加入量仍不能达到人可能摄入量的规定倍数时，可综合其他毒性试验结果和实际食用量进行安全性评价。

第二节　食品安全性评价结果的统计学分析

食品安全性评价实验的设计要严格遵循生物统计学的原理，对多得到实验结果的分析要选择适宜的分析方法。对实验结果作出科学的判断和解释，应根据统计学分析的结果、生物学知识和丰富的经验。

一、食品安全性评价实验结果的统计学分析

了解生物统计学的概念及分析方法在食品安全性评价实验的设计和结果的评价中起关键的作用。目前，食品安全性评价实验统计学评价的重点是剂量 - 反应关系研究和对超离差数据的统计。

1. 应遵循的原则

食品安全性评价实验的设计应遵循随机、重复以及对照 3 个原则，要求各观察值和所得的所有实验结果都应该具有代表性，并且彼此之间相互独立。食品安全性评价实验的设计涉及剂量水平的数目及剂量之间的间隔，每个剂量点的实验单位数，每个实验单位接种及计数的细胞数，对照组的设置等。样本的代表性要求具有同质性，即各处理组和对照组的非实验因素的条件均一致。

2. 常用的统计学方法

食品安全性评价实验结果需要根据实验数据的数量和特点选择适合的处理方法，进行科学严格的统计学分析才具有科学意义，评价结果才具有实际意义，常见的方法（见表 3-1）所示。

表 3-1　各处理组与阴性对照组两两比较和多个比较的统计学方法

类　型	连续性数据方差齐	正态分布方差不齐	离散型数据		分布未知
			二项分布	泊松分布	
处理组和阴性对照组两两比较	t 检验	t' 检验	卡方检验，Fisher 确切概率法，u 检验	u 检验	非参数法
多处理组与阴性对照组两两比较	Dunnett 检验	改进的 Dunnett 检验	方根反正弦转换，再用 Dunnett 检验或者 Simes 法	Suissa 法和 Salmi 法	非参数法

3. 剂量－效应（反应）关系

外源化学物的剂量和其在动物体内所产生的毒性效应（反应）关系是食品安全性评价实验研究的重要内容。在食品安全性评价实验中使用的阳性物的剂量－效应关系和剂量－反应关系的确定也应该通过生物统计学分析而判定。剂量－效应关系和剂量－反应关系的判定可以分为定性和定量统计学分析两大类。

剂量－效应关系和剂量－反应关系的定性统计学分析也就是我们常说的趋势检验，而定量统计学分析则为模型拟合。趋势检验是检验对自变量规定的水平，反应的观察值增高或降低的趋势的显著性。也就是说，得到的结果是外源化学物毒性作用的剂量规律，但没有确切的数值。当自变量 s 为定量数据时，则可进行剂量－反应关系的定量研究，也可以得到毒性的量值。

二、常规的分析内容

根据不同的实验目的和实验内容，采取不同的统计学方法进行分析，常规的食品安全性评价的分析内容如下。

1. 体重和器官质量

体重是毒性效应最敏感的指标之一。如果每组样本量足够大（10 个或 10 个以上），可用下述方法：①器官质量计算为体重的百分比。②按体重或体重变化分析。如在试验开始，在动物体重随机分组，利用体重改变分析比较客观。③对各组资料利用 Bartlett 方差齐性试验，检测方差齐性。根据方差齐或不齐，决定进一步的统计学检验。

2. 临床化学

临床化学资料适用于的统计学方法有：ANOVA，Bartlett 检验和/或 F 检验，t 检验，适用于钙、葡萄糖、肌苷、胆碱酯酶、总蛋白、白蛋白、HBDH、CPK、LDH、ALT 及血红蛋白等。Kruskal-Wallis 非参数 ANOVA 适用于总胆红素、GGT。

3. 血液学

不同物种、品系的实验动物血液学检查的数据所服从的分布也可能是不同的，这些参数的大部分是有相互关系的，依赖于所用的测定方法。RBC 数、血小板数和 MCV 可用仪器测定，则数据适用于参数检验。红细胞压积是由 RBC 和 MCV 得到的计算值，故依赖于此两个参数。

三、特殊分析内容

1. 生殖毒性

生殖毒性的统计学分析是以窝为实验单位，一般可得 4 个变量：生育力指数、受孕指数、存活力指数和哺育指数。如样本数为 10 或 10 以上可利用 Wilcoxon-Mann-whitney u 检验；如样本数小于 10，则可用 Wilcoxon 秩和检验或 Aruskal-Wallis 非参数 ANOVA。

2. 致畸试验

在进行致畸试验时，每组应有 20 只妊娠动物，实验单位为窝，而不是胎体。如样本数为 10 或 10 以上时，可近似为正态，利用参数检验来评价结果；当样本数小于 10 时，可用非参数检验。

3. 饲料和染毒柜中受试物浓度分析

当受试物掺入饲料进行喂饲或为气溶胶形式吸入时，应定期测定饲料中受试物浓度和染毒柜中受试物气溶胶的浓度。采样应随机并有代表性。一般要求饲料或空气中浓度应在预定浓度的 ±10% 之内；显著增高的峰浓度可能超过代谢或修复系统能力，出现急性毒作用。

4. 致突变试验

绝大多数食品安全性评价遗传毒性短期实验（STT）的观察值为计数资料或是相对数，因此，STT 结果的统计学主要是对离散性资料的统计学推断。从理论上说，突变是罕见事件，服从泊松分布，但实际上，STT 数据分布模型很复杂，也可服从二项分布、负二项分布等。

5. 行为食品安全性评价

行为食品安全性评价实验一般得到 4 种类型的资料：观察的记分值、反应率、错误率和到达终点的时间。处理这些资料的统计学方法同样适用于行为发育毒性和生殖毒性研究。在断乳前应以窝为实验单位进行统计。

第三节　实验结果的统计学分析方法

在食品安全性评价实验中，影响因素的多重性和影响效果的复杂性，往往使实验数据的分析和结果的评定非常复杂。在实验中应根据检验目的，对实验数据建立数学模型，再进行统计分析则可以使问题简化，选择显著性检验方法、回归分析、方差分析等，对实验数据进行检验、比较、分析可以使实验研究方法科学、合理，结果评价更加准确。下面简单介绍几种食品安全评价实验中经常用到的分析方法。

一、显著性检验方法

显著性分析方法是运用抽样分布规律和概率理论，推断测定结果差异是否显著，其主要步骤有：对检验问题提出假设，确定显著水平 α，计算检验统计量值，根据统计量概率大小作出推断。

1. 平均值的 t 检验

t 检验是运用 t 分布来计算统计量 t 的概率。而 t 分布与自由度 df 密切相关，查 t 分布表时需用 df。因此，t 检验在计算统计量 t 值的同时还要计算自由度 df。这是一种简单而较易应用的方法，在进行各种安全性评价实验时，各组之间指标的比较都可以用平

均值的 t 检验进行比较。

2. 二项成数的 u 检验

二项成数检验是一种服从二项分布的百分率分析，即指在 n 个个体中，属于某种情况的个体有 x 个，由 x 除以 n 得到的百分数 $p(\%) = x/n$ 就是二项成数。

u 检验统计量运用的是标准正态分布，因此检验时查临界值是通过查标准正态分布 u 值表得到的。二项成数检验对实验数据的要求较高，进行安全性评价实验的数据处理要满足检验的要求，应用较普遍。

3. 显著性检验意义

在进行显著性分析时，有时单纯分析结果的统计学有显著意义，而在进行食品安全性评价时可能是无意义的，这提示该研究应继续深入，以明确该差异是否真有显著意义；相反，统计无显著意义，而临床上却是有意义的，不能轻易地下结论。

二、回归分析方法

数据分析时，经常需要绘制某组分的标准曲线。一般被测组分的标准含量与其测定值两变量之间是一种直线关系，即标准曲线为一直线，可用一直线方程来表示。但受各种偶然因素的影响，实测数据描出的散点常不完全分布在一条直线上，就需借助直线回归方法分析。

1. 最小二乘法拟合的统计学原理

经常需要寻找两组数据间是否存在线性关系及已知是线性关系，由实验数据而求得线性方程，从而建立标准曲线(工作曲线、校正曲线)的数学表达式等。

2. 相关系数 R

相关系数的含义是 y 和 x 因某种直接或间接的原因而彼此关联的程度。分析工作中，建立了一个相对拟合最好的一元线性方程后，应当通过相关系数的求和检验，评价该方程是否已达到可以应用的程度。

三、方差分析方法

方差分析是一种平均数之间的差异显著性检验方法，它用于检验 2 个以上平均数之间的差异显著性，即对造成这些平均数之间差异的主要原因是由于偶然因素引起还是由于处理因素引起的推断。

1. 方差分析主要解决的问题

方差分析是一种十分常用的统计学方法，在食品安全性评价实验结果的统计学分析中有着十分广泛的应用。

①检验各处理平均数间的差异显著性，以帮助判断各处理的优劣。

②在多因素实验中，判断各因素对实验指标影响的大小和各因素之间交互效应是否

存在及其影响大小。

③确定最佳实验条件。

2. 单因素试验的方差分析

单因素试验是指一次试验中仅考察一个因素的试验，仅对该因素 k 个（$k > 2$）水平的比较。该试验中的各个处理即为该因素的各个水平。例如，在某比色的研究中，仅考察不同酸度对吸光度的影响；或只考察不同显色剂浓度的影响；或只考察不同显色时间的影响等，这些都是单因素试验。其中，每种酸度，或显色剂浓度，或显色时间，都是该试验的一个处理。

3. 双因素试验的方差分析

双因素试验的方差分析法主要分为以下两种：

（1）双因素交叉分组全面试验的方差分析　双因素交叉分组试验是试验中 2 个被考察因素的各个水平相互搭配成水平组合进行的试验。此试验中的一个处理就是一个水平组合。例如某个双因素交叉分组试验，A 因素有 3 个水平（A_1，A_2，A_3），B 因素有 2 个水平（B_1，B_2），则此试验的处理数为 6，它们分别是 A、B 两因素各自的水平相互搭配而成的 6 个水平组合：A_1B_1，A_2B_1，A_3B_1，A_1B_2，A_2B_2，A_3B_2。这种试验的资料是由各处理的测定数据组成。

（2）双因素系统分组全面试验的方差分析　所谓系统分组，是先按一级因素 A 分为 a 组，在每组中再按二级因素 B 分成 b 个亚组，如果还有因素 C，则再在各亚组内按 C 因素的水平数进行分组，如此等等。与交叉分组不同，在系统分组中，一级分组因素 A 与二级分组因素 B 之间不再是平等的，而是侧重一级分组因素 A，二级分组因素 B 的效应是随着一级分组因素 A 的水平而变化的。系统分组试验是实验室分析研究再现性误差和建立新方法时常采用的一种实验方法，为了确定新分析方法的可靠性和适用性。通常要有不同的实验室，每个实验室又由若干分析人员在不同的时间，以至用不同组成的试样进行多次重复测定，然后对测试数据进行统计处理，求得最后的结果，作出科学的结论。

第二篇
食品安全性评价基本实验

食品安全性评价是从生物学角度研究存在于食品中的或可能随着食品摄入人体内的外源化学物对生物机体的损害作用（即毒性作用）及其机制的一门毒理学分支学科。毒理学中使用频率非常高的一个术语"外源性化学物"，是指人类生活的外界环境中存在的，可能与机体接触并进入机体，在体内呈现一定生物学作用的化学物质。与外源性化学物相对应的概念是内源性化学物质，它主要是指机体内已存在的或正常代谢过程中所形成的产物或中间产物。外源性化学物对机体的生物学作用可能是有益的，也可能是有害的。

第四章 食品基础安全性评价

对某种外源性化学物进行安全性评价时，必须掌握该化合物的成分、理化性质等基本资料，动物实验资料及对人群的直接观察资料，最后进行综合评定。绝对的安全实际上是不存在的。在掌握上述三方面资料的基础上，进行最终评价时，应全面权衡其利弊和实际可能性，从而确保发挥该物质的最大效益以及对人体健康和环境造成最小的危害前提下作出结论。

第一节　食品安全性评价程序

我国的《食品安全性毒理学评价程序》（GB 15193.1—2003）适用于评价食品生产、加工、贮藏、运输以及销售过程中使用的各种物质以及在这些过程中产生和污染的有害物质、食品中其他有害物质的安全性，可进行食品添加剂（含营养强化剂）、食品新资源及其成分、新资源食品、辐照食品、食品容器及包装材料、食品工具、设备、洗涤剂、消毒剂、农、兽药残留、食品工业用微生物等的安全性毒理学评价。

食品安全性毒理学评价试验分 4 个阶段：第一阶段，急性毒性试验；第二阶段，遗传毒性试验、传统致畸试验、30d 喂养试验；第三阶段，亚慢性毒性试验——90d 喂养试验、繁殖试验、代谢试验；第四阶段，慢性毒性试验（包括致癌试验）。

一、实验前的准备工作

实验前要尽可能地收集待评价物质的相关资料，以预测其毒性，并为实验设计提供参考。

对单一的化学物质，应尽可能收集以下资料：受试物的名称、化学结构、相对分子质量、纯度、熔点、沸点、溶解度、蒸气压、杂质及含量、受试物及其代谢产物在环境中的稳定性、定性及定量检测方法、可能的用途、使用范围、使用数量和方式、接触人群及可能的人群流行病学资料。

安全性评价中需要注意的是，用于实验的受试物必须是符合既定生产工艺和配方的规格化产品，其组成成分、比例及纯度应与人类实际接触的工业化产品或实际应用的市售品相同。对于配方产品，应收集受试物的原料组成和比例，尽可能收集受试物各组成成分的物理、化学性质等有关资料，受试样品应注明其生产批号和日期等。

二、急性毒性试验

一般第一阶段的食品安全性评价主要是进行急性毒性试验。具体过程是经口一次性给予或 24h 内多次给予受试物后，短时间内观察动物机体表现出的毒性反应，包括致死的和非致死的指标参数，主要包括半致死剂量、最小有作用剂量、最大无作用剂量、联合急性毒性、最大耐受剂量法等评价指标。

三、遗传毒性试验、传统致畸试验、30d 喂养试验

遗传毒性试验的组合必须考虑原核细胞和真核细胞、体内和体外试验相结合的原则，需要几个试验联合使用以观察不同的遗传学终点。遗传毒性试验项目主要包括(1)～(7)项，从 Ames 试验或 V79/HGPRT 基因突变试验、骨髓细胞微核试验或哺乳动物骨髓细

胞染色体畸变试验、TK 基因突变试验、小鼠精子畸形分析或睾丸染色体畸变分析试验中分别各选一项。

(1)细菌致突变试验。鼠伤寒沙门菌/哺乳动物微粒体酶试验(Ames 试验)或 V79/HGPRT 基因突变试验,Ames 为首选项目,必要时可另选和加选其他试验。

(2)小鼠骨髓微核试验或哺乳动物骨髓细胞染色体畸变试验分析。

(3)TK 基因突变试验。

(4)小鼠精子畸形分析和睾丸染色体畸变分析。

(5)其他备选遗传毒性试验。显性致死试验、果蝇伴性隐性致死试验、非程序性DNA 修复合成试验。

(6)传统致畸试验。

(7)30d 喂养试验。如受试物需进行第三、四阶段毒性试验者,可不进行本试验。

四、亚慢性毒性试验——90d 喂养试验、繁殖试验、代谢试验

90d 喂养试验要观察受试物以不同剂量水平经长期喂养后对动物引起有害作用的剂量、毒作用性质和靶器官,初步确定最大未观察到有害作用的剂量,为慢性毒性和致癌试验的剂量选择提供依据。

繁殖试验要了解受试物对动物繁殖及对子代的发育毒性,观察对生长发育的影响。

代谢试验要了解受试物在体内的吸收、分布和排泄速度以及蓄积性,寻找可能的靶器官;为选择慢性毒性试验的合适动物提供依据,了解代谢产物的形成情况。

五、慢性毒性试验(包括致癌试验)

了解经长期接触受试物后出现的毒性作用、靶器官以及致癌作用,预测长期接触可能出现的毒作用,最后确定最大未观察到有害作用剂量,为受试物能否应用于食品的最终评价提供依据。

第二节　急性毒性评价

急性毒性试验是食品安全性评价中最基础的工作,是了解外源化学物对机体产生的急性毒性的根本依据。食品尤其是保健食品、新资源食品等的急性毒性资料对于安全性评价及化学物管理方面非常重要。

一、急性毒性评价的目的和分级

1. 基本概念

急性毒性是指机体(人或试验动物)一次接触或在 24h 内多次接触外来化学物之后所引起的快速剧烈的中毒效应,包括一般行为、外观改变甚至死亡效应。对于上述定义

中的"一次接触"在经呼吸道与皮肤染毒时，指在一个规定的期间内使实验动物持续接触化学物的过程；而"多次接触"的概念是指当外源化学物毒性很低时，即使一次给予实验动物最大染毒容量还观察不到毒性作用，同时该容量还未达到规定的限制剂量时，便需要在24h内多次染毒，从而达到规定的限制剂量。

2. 急性毒性试验目的

测定LD_{50}，了解受试物的毒性强度、性质和可能的靶器官，为进一步进行毒性试验的剂量和毒性观察指标的选择提供依据，并根据LD_{50}进行毒性分级。

通过外源化学物的急性毒性试验，可以得到一系列以死亡为终点的毒性上限参数，包括：对致死剂量或浓度（LD_{100}或LC_{100}）、半数致死剂量或浓度（LD_{50}或LC_{50}）、最小致死剂量或浓度（MLD，LD_{01}或MLC，LC_{01}）和最大耐受剂量或浓度（MTD，LD_0或MTC，LC_0），也称为最大非致死剂量（MNLD）。

此外，还可以得到急性毒性下限参数，即LOAEL（观察到有害作用的最低剂量）和NOAEL（未观察到有害作用的剂量）。这两个参数则是以非致死性急性毒作用为终点。

因此，急性毒性试验可以分为两类，一类是以死亡为终点，以检测受试物急性毒性上限指标为目的的试验，这类试验主要是求得受试物的LD_{50}值；另一类急性毒性试验检测非致死性指标。

3. 急性毒性的分级

目前，国际上对外源化学物急性毒性分级的标准不统一。WHO的毒性分级标准可见表4-1。

表 4-1　外源化学物急性毒性分级

毒性分级	大鼠一次经口 LD_{50}/(mg/kg)	6只大鼠吸入4h死亡 2~4只的浓度/(mg/kg)	兔经皮 LD_{50}/(mg/kg)	对人可能致死剂量	
				单位体重/(mg/kg)	总重/(mg/60kg)
剧毒	<1	<10	<5	<50	100
高毒	1 ~	10 ~	5 ~	50 ~	3 000
等毒	50 ~	100 ~	44 ~	500 ~	30 000
低毒	500 ~	1 000 ~	350 ~	5 000 ~	25 000
微毒	50 000 ~	10 000 ~	2 180 ~	>15 000	>1 000 000

欧盟的急性口服毒性分级标准为：高毒（very toxic，LD_{50} <25mg/kg）、有毒（toxic，LD_{50}为25~200mg/kg）、有害（harmful：LD_{50}为200~2 000mg/kg）、不分级（unclassified，LD_{50} >2 000mg/kg）4个等级。

我国于1978年提出了农药及工业毒物急性毒性分级标准及农药急性毒性分级暂行标准。目前，我国食品毒理则沿用了国际上六级标准，即极毒、剧毒、中等毒、低毒、实际无毒、无毒，见表4-2。

表 4-2 我国食品毒理急性毒性分级法

急性毒性分级	大鼠经口 LD_{50}/（mg/kg）	急性毒性分级	大鼠经口 LD_{50}/（mg/kg）
6 级（极毒）	<1	3 级（低毒）	501 ~ 5 000
5 级（剧毒）	1 ~ 50	2 级（实际无毒）	5 001 ~ 15 000
4 级（中等毒）	51 ~ 500	1 级（无毒）	>15 000

二、经典急性致死性毒性评价方法

OECD 关于经典急性毒性试验规定是：实验动物首选大鼠。应设足够的剂量组，至少 3 组，组间有适当的剂量间距，产生一系列毒性和死亡率，以得到剂量–反应关系和求得 LD_{50}。每组至少有同性别 5 只动物，如用雌性动物，应未产和未孕。限量试验剂量为 2 000mg/kg，用雌雄各 5 只动物进行试验。观察期为 14d，临床观察每天至少一次，观察皮肤、被毛、眼睛和黏膜改变、呼吸、循环、自主和中枢神经系统、四肢活动和行为方式的变化，特别要注意有无震颤、惊厥、腹泻、嗜睡、昏迷等现象。准确记录死亡时间。于染毒前、染毒后每周和死亡时测定体重。所有的动物均应进行大体尸体解剖，并记录观察到的全部病变，存活 24h 以上的动物必要时进行组织病理学检查。可用任何一种公认的统计学方法计算 LD_{50} 的值及 95% 的可信限范围，如 B1iss 法、Litchfield 和 Wilcoxon 法、Finney 法、Weil 法、Thompson 法、Miller 和 Tainter 法等。

有关经典急性致死性毒性试验的要点有如下几方面。

1. 实验动物选择和处置

试验要求健康成年实验动物，一般是在小鼠、大鼠等动物中测半数致死量，并在狗中观察毒性反应。一般啮齿类动物年龄与体重相关，故可以用体重表示动物年龄。急性毒性试验一般用大鼠 180 ~ 240g，小鼠 18 ~ 25g，家兔 2 ~ 2.5kg，豚鼠 200 ~ 250g，狗 10 ~ 15kg。不同品系的同种动物年龄相同会出现体重不同，以小鼠为例，纯系小鼠（如 C57BL/6、BALB/C）体重较小，而同年龄的昆明种小鼠则体重较大。实验动物体重变异范围不应超过平均体重的 20%。所用实验动物应当是雌、雄各半，雌性实验动物要求是未经交配和受孕的。如果发现受试化学物急性毒性有性别差异时，应分别求出雌性与雄性动物的 LD_{50} 值。如果试验是为致畸试验作剂量准备，也可仅做雌性动物的 LD_{50} 试验。

常用大鼠和小鼠。各剂量组雌∶雄 = 1∶1，出生 2 ~ 3 个月，体重小鼠 18 ~ 25g、大鼠 180 ~ 240g、豚鼠 200 ~ 250g、家兔 2 ~ 2.5kg、猫 1.5 ~ 2.0kg。数量 10 ~ 20 只最佳。大动物每组 6 只。实验前至少观察一周，选取其中健康动物，随机分组。实验动物应进行检疫，检疫期一般为 5 ~ 7d，剔除异常的动物。检疫期与实验期间雌、雄动物必须分笼饲养。实验动物根据实验设计的方法随机分组。染毒途径应模拟人可能的接触途径。经口灌胃染毒，要求试验前要对动物禁食。大鼠应过夜禁食，小鼠应禁食 4h。大动物则在每日上午喂食前给以受试化学物。染毒后继续禁食 2 ~ 4h。但在禁食时要保障饮水的供应。

2. 染毒剂量设计与实验

(1)剂量设计 首先了解分析受试化合物的化学结构及其理化性质，确定其所属已知化合物或其衍生物的种类，有何特殊基团及其相对分子质量、熔点、沸点、密度、闪点、挥发度、蒸气压、水溶性和脂溶性、生产批号、纯度、杂质成分与含量等，然后根据该受试物有关的测试规范要求，进行实验设计。

对于一个新的受试化学物，要依上述要点查阅文献，找到与受试化学物的化学结构与理化性质相近的化学物毒性资料，取与本实验相同动物物种或品系，相同染毒途径的 LD_{50} 值作为参考值(预期毒性中值)，选择剂量系列。例如，要测定氯乙酸的大鼠经口 LD_{50}，查文献可知乙醇大鼠经口 LD_{50} 为 10 800mg/kg，乙酸为 3 400mg/kg，氯乙醇为 71mg/kg。故氯取代可增强毒性，推测氯乙酸的大鼠经口 LD_{50} 应与氯乙醇相近，实测结果为 78mg/kg。

剂量选择是否恰当是急性毒性试验能否成功的基础。就啮齿类动物而言，总的原则是先用少量动物，以较大的剂量间隔(一般是按几何级数)给药，找出 10% ~ 90%(或 0% ~ 100%)的致死剂量范围，然后在这个剂量范围内以合适的间距设几个剂量组。在利用不同的方法计算化学物 LD_{50} 时，实验设计中对剂量设计和动物数的要求不同。急性致死性毒性试验可以不设阴性对照组。

(2)预试验 以文献 LD_{50} 为中值，取倍差，设 3 ~ 4 个梯度，找出大致的 $LD_{10 \sim 90}$ 的范围。

(3)正式试验 $I = (\lg LD_{90} - \lg LD_{10})/(n - 1)$ 组距，即相邻 2 个剂量组对数差或相邻组比值的对数值。一般设 5 ~ 7 个剂量组。

(4)设立对照组

①平行对照：不处理组，动物数目相等，各条件尽量一致。正对照：试验组 - 溶液，对照组 - 溶剂。负对照组：不给任何物质。

②自身对照：对照和处理试验都在同一动物体内进行。用处理前的数据作为对照，处理后的数据作为试验结果，这样可排除生物间的个体差异。但受时间影响的指标或需处死动物后才能测定的指标(如病理学检查或使用组织匀浆测定的指标)无法使用自身对照。

③限量试验：毒性较小的化学物若无法求得 LD_{50}，则进行限量试验，单次染毒剂量 5 000mg/kg，食品毒理学试验 15 000mg/kg。

3. 观察

染毒后一般要求计算实验动物接触化合物之后两周内(14d)的总死亡数。对于一些速死性化合物求其 LD_{50}(LC_{50})也可仅计算 24h 的死亡率。有些速杀性化合物的 $24hLD_{50}$ 与两周 LD_{50} 值往往没有差别。但应注明是多少时间的 LD_{50} 值，以便于在进行毒性比较时有共同的基础。

观察内容如下：

(1)死亡情况 有些化学物(如有机磷类化合物)中毒症状发展迅速且很快死亡。而有些化学物的中毒症状发展缓慢，甚至出现症状缓解，此后再发生严重症状而死亡。如碳基镍染毒早期先出现上呼吸道症状，当日即可缓解，2～3d后或更晚些才出现严重的肺水肿，呼吸困难而死亡。

观察时应观察实验动物的死亡数量和时间。实验动物个体对受试化学物的反应性快慢也有差异，如过氧化二碳酸二环己酯给小鼠腹腔注射后，在同一剂量组中最早死亡的可在染毒后7h，而最迟的可达染毒后150h。对于速杀性化学物也可仅根据24h的死亡数计算 LD_{50}。有些速杀性化学物（如久效磷），其24h的 LD_{50} 与14d的 LD_{50} 没有差别。若是报告24h的 LD_{50}，则应在试验结果中加以说明。在实际工作中，应该根据受试物的有关测试规程的要求来确定观察期的长短。当然，对于特殊的化学物不能完全固定观察期限。

（2）动物体重　在观察期内还需多次测量动物体重，体重改变可以反映动物染毒后的整体变化。实验动物染毒后的死亡时间也应记录、分析，有时死亡时间的分析可以提供一些重要信息。例如，久效磷小鼠经口与腹腔注射染毒，均呈现随染毒剂量增加，死亡时间缩短。以死亡时间与染毒剂量作图，可呈直线负相关，提示实验动物致死是可能由于化学物原形所致。而过氧化二磷酸二环己酯给大鼠腹腔注射后呈现明显的染毒剂量对数值与死亡时间呈负相关关系，但给小鼠腹腔注射后，染毒剂量或染毒剂量对数值与死亡时间无明显相关。这可能是与该化学物在大鼠和小鼠体内代谢不同有关。

（3）中毒反应症状　观察实验动物的中毒症状，对于获得受试化学物的急性毒性特征十分重要，有助于了解该化学物的靶器官。应每天一次，观察皮肤、毛、眼和黏膜改变，还应注意观察记录发生每种症状的时间、症状表现程度、各症状发展的过程及死亡前特征和死亡时间。临床中毒反应和死亡时间可提供中毒机制的线索。如染毒后立即出现惊厥、共济失调和死亡可能是神经毒性。经一段潜伏期后的迟发性死亡可能提示对肾或肝的作用。腹泻和/或竖毛，可能为植物神经兴奋。

化学物给实验动物染毒后，动物往往出现兴奋→抑制→死亡，或者抑制→死亡的现象。如以含有氰基的氰氢酸和丙烯腈对大鼠和小鼠染毒后，都很快出现兴奋。染毒丙烯腈的动物首先出现活动增加、骚动、窜跑、甚至跳跃，之后出现呼吸困难，耳与尾青紫色；而氰氢酸呈一过性兴奋，呼吸加快、加深，之后呼吸困难，耳与尾则为桃红色。可见同为氰化物，其中毒机制有所不同。有的化学物给动物染毒后不久，动物先出现抑制现象，直至死亡。例如，N-苯甲酰基-N-(3,4-二氯苯基)-2-氨基-丙酸乙酯，给大鼠或小鼠灌胃致死剂量，动物很快表现为闭目静卧、四肢无力、站立不稳、步态蹒跚、呼吸减慢，最后缺氧、口鼻青紫死亡。有的化学物给予动物后，动物先出现刺激症状，如碳基镍吸入染毒在大、小鼠先出现前肢反复搔鼻等呼吸道刺激症状。小鼠吸入染毒某些馏温段的冷油后，大汗淋漓，被毛全湿，表现为神经系统症状。

急性毒性研究中，应注意观察非致死指标及其可复性，从而能够对化学物的急性毒性作全面的了解。可复性毒效应是指随着化学物从体内消失而逐渐减小以至消失的毒效应。毒作用的可复性与作用器官和系统、化学物本身的毒作用特点、化学物接触时间、特定时间内机体接触化学物的总量、动物的年龄及一般状况有关。化学物引起机体激素失衡常常是一种可复性的反应，如化学物对甲状腺的影响，如果没有超过导致甲状腺组织损伤的阈值，则常常是一种可复性的毒效应。发生在组织再生能力迅速的器官（如肝)的损伤比发生在没有再生能力的组织(如神经)的损伤更可能是可复性的。在动物研究中观察到的不可复性的毒效应,在外推到人时比可复性毒效应更为重要。

(4)病理学检查　对死亡动物和实验结束后所有动物进行解剖,观察器官是否病变。对中毒死亡的实验动物应及时解剖作大体尸检,观察各器官有无充血、出血、水肿或其他改变,必要时对肉眼观察有变化的脏器进行组织病理学检查。实验结束时存活与对照组的动物也应作病理学检查。死亡动物的大体尸检或组织病理学检查有时可得到有价值的资料。

4. LD$_{50}$计算

LD$_{50}$是经统计学计算得到的毒性参数,并可报告其95%可信限。LD$_{50}$(LC$_{50}$)值是一个统计量,较少受实验动物个体易感性差异的影响,较为准确,因此是最重要的急性毒性参数,也用来进行急性毒性分级。对于非致死性指标的量化问题,可以利用 ED$_{50}$(median effective dose)和相应的剂量 – 反应关系曲线来解决。ED$_{50}$是指一次给予实验动物某种化学物引起动物群体中50%的个体出现某种特殊效应的剂量。该指标也是通过统计学计算处理得到的。

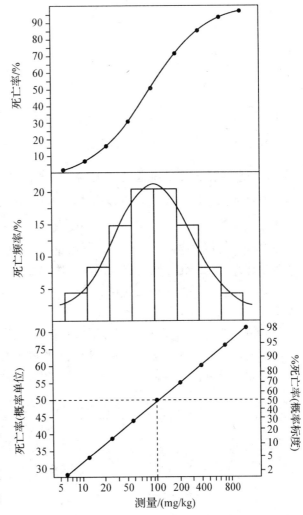

由图 4-1 可以看到在以对数剂量为横轴,死亡率为纵轴的图中,随剂量增加,累积死亡率也增加,呈"S"形曲线;如果以死亡频率为纵轴时,则不同剂量下死亡频率的分布呈正态分布,为典型的"钟罩"型;而将累积死亡率转换为概率单位后作为纵轴时,则对数剂量与死亡率(概率单位)的图形则表现为直线。因此,我们可以将剂量对数值与死亡率(概率单位)的关系,进行直线回归,用最小二乘法求出 a、b 值。代入直线方程:$y = a + bx$。式中,x 为剂量对数值,y 为死亡率的概率单

**图 4-1　急性毒性的剂量 – 反应曲线
关系曲线模式图**

位。利用此式即可求得受试化学物的 LD$_{50}$ 及其95%可信区间。

对数剂量 – 反应曲线的斜率在进行危险性评价时比 LD$_{50}$ 的数值更重要。利用 LD$_{50}$

来比较不同外源化学物急性毒性大小见图 4-2。化学物 A、B、C 的剂量-反应关系曲线[已用剂量对数和死亡率（概率单位）转换成直线]的斜率相同，而 LD_{50} A > B > C，因此，急性毒性大小的次序为 C > B > A。而化学物 D 的 LD_{50} 与 C 相同。但斜率比 C 大，可见在低于 LD_{50} 的剂量时急性毒性 C > D，即在低于 LD_{50} 的剂量时化学物 C 引起实验动物的死亡率高于化学物 D。

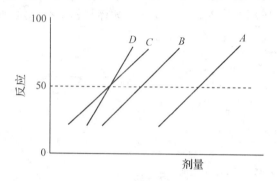

图 4-2　4 种不同外源化学物的 LD_{50}
及剂量/反应（死亡）关系曲线

5. 经典的急性致死性毒性试验的局限性

对经典的急性毒性试验和 LD_{50} 的意义，多年来一直有不同的意见，它的问题有：

①消耗的动物量大，按经典法的要求测 LD_{50}，一次试验需要 60 ~ 100 只动物。

②获得的信息有限，LD_{50} 的值不能等同于急性毒性，死亡仅仅是评价急性毒性的许多观察终点之一。化学物单次大剂量急性中毒，动物多死于中枢神经系统及心血管功能障碍，并不能很好地显示出各自的毒作用特征，且由于死亡迅速，各种器质性变化尚未发展，不能显示出靶器官的病变。

③测得的 LD_{50} 值实际上仅是近似值，1977 年欧洲共同体组织了 13 个国家的 100 个实验室，统一主要的实验条件对 5 种化学物的 LD_{50} 进行测定。根据收集到的 80 个实验室的结果进行分析，结果仍然存在相当大的差别，可达 2.44 ~ 8.38 倍（表 4-3）。

表 4-3　5 种化合物的 LD_{50} 值的实验室间变异

化合物	范围/(mg/kg)	比值(最大值/最小值)
五氯酚	74 ~ 620	8.38
水杨酸钠	930 ~ 2 328	2.50
苯胺	479 ~ 1 169	2.44
乙酰苯胺	723 ~ 3 060	4.23
氯化镉	105 ~ 482	4.59

④在安全性评价中仅评价动物死亡和简单的症状观察是不够的，更需要的是生理学、血液学及其他化验检查所提供的深入详细的毒性信息。人用药物注册技术要求国际协调会（ICH）（1991）规定在新药的报批材料中，不必准确地测定 LD_{50}，只需了解其近

似致死量和详细观察记录中毒表现即可。为此，已发展了一些急性毒性试验的方法。

三、急性毒性评价的意义

急性毒性评价和急性毒性试验是了解外源性化学物对机体产生急性毒性的根本依据，是毒理学研究中最基础的内容，是研究和认识化学物毒性的第一步工作。通过急性毒性评价可了解动物机体一次较大剂量接触受试化学物所产生的毒性特征和毒性强度，获得受试物最基本的毒理学参数，评价化学物对机体的急性毒性的大小、毒效应的特征和剂量－反应（效应）关系，并根据 LD_{50} 值进行急性毒性分级，以初步估计该化合物对人类毒害的危险性；为毒作用机制研究提供线索，为进一步的毒性试验、急性中毒的预防和急救治疗措施以及相关毒理学研究奠定基础。急性毒性试验是食品、药品、化妆品、农药及工业毒物等毒理学安全性评价的必做和首做的试验，其结果对评价急性毒性和是否继续进行其他毒性试验起确定性的作用。

第三节　亚急性毒性评价

一、亚急性毒性评价的目的

①观察在不同剂量水平的长期喂养后，受试物对动物的毒性作用和靶器官，并确定最大无作用剂量。

②了解受试物对动物繁殖及对后代的致畸作用。

③为亚慢性、慢性毒性和致癌试验的剂量、观察指标等的设计选择提供直接参考依据。

④评价受试物能否应用于食品或制定其卫生标准提供依据。

二、亚急性毒性试验的原则

一般原则是以不同剂量受试样品每日给各组实验动物连续经口染毒一段时间，通常染毒时间可为 14~28d，也有进行 30d。染毒期间每日密切观察动物的日常状况和毒性反应，试验期间发生死亡或是试验结束时被处死的动物要进行解剖，观察脏器的大体情况，必要时需进行病理观察。

三、亚急性毒性试验方法

1. 受试样品

根据试验的目的和受试样品的理化特性，经口染毒可采用灌胃或将受试样品混入饲料、饮水等方式。受试样品应溶解或悬浮于适宜的赋形剂中，建议首选水，其次是植物油(如玉米油),或考虑使用其他赋形剂(如羧甲基纤维素、明胶、淀粉等)。对水以外的赋形剂,应先了解其毒理特性。应确定受试样品在溶质中的稳定性。

2. 实验动物和饲养环境

实验动物:一般首选健康成年大鼠,其他啮齿类动物也可使用。雌性动物应是未交配过的。大鼠以6~8周龄(150g左右)为宜,最大鼠龄不超过9周龄。在试验开始时,同性别动物体重之间相差不得超过平均体重的20%。

饲养环境:试验前动物应在清洁级动物房试验环境中适应3d,再随机分配到各试验组和对照组中。

动物最好单笼饲养,大鼠群养时每笼不超过5只。动物实验室应符合国家相关规定。

3. 剂量设计

动物应随机分配到试验组与对照组中。试验时至少设3个剂量组和1个对照组,还可增设1个附加组,每组实验动物至少应有10只(雌雄各半)。若计划在试验过程中处死动物,应增加动物数。最高染毒剂量的设计应为引起动物明显毒效应但不造成动物死亡,中间剂量应引起较轻的可观察到的毒性效应,低剂量应不出现任何毒效应。剂量组的剂量间距以2~4倍为宜。对照组除不接触受试样品外,其他条件应与染毒组完全相同。

如果试验中接触水平超过每天1 000mg/kg,尚不能引起可观察到的毒性反应,并且根据文献资料能证明类似结构的化学物质亦不产生明显毒性,就不需要用3个剂量组来进行试验。经饮水或喂饲染毒,应以动物体重调整受试样品在水或饲料中的浓度。

4. 试验步骤

动物适应环境3d后开始染毒。根据受试样品的理化性质,以喂饲或饮水方式染毒,每周染毒7d,连续4周。受试样品的混入应不影响正常的营养,灌胃染毒时,每周称体重一次,以作为调整受试样品给药量的依据。应根据染毒剂量和动物体重配制饮料中受试样品的浓度(mg/kg),通过调整受试样品溶液浓度使各剂量组经口染毒的容量一致。试验结束后采血、尿和脏器,进行生化和病理检查。

5. 试验观察

(1)临床观察 观察期限一般为28d,每天1次,观察并记录皮肤、被毛、眼、黏膜的改变和呼吸系统、循环系统、神经系统、肢体活动、行为方式等变化发生的时间、程度和持续时间。如发现动物死亡或濒危应及时解剖或冷藏后解剖检查,以减少动物同类互残及死后组织自溶。

(2)体重和摄食量 每日测量1次饲料或饮水消耗量,每周测体重1次。

(3)血液学检查 试验结束时测定血红蛋白浓度、红细胞数、白细胞总数和分类、血球容积,必要时测定凝血功能(如凝血时间、凝血酶原时间、凝血激酶时间或血小板等指标)。血液标本应在专用实验室采取,并在适当条件下贮存。

(4)临床血液生化检查 在试验结束时进行。检查指标主要包括丙氨酸氨基转移酶(ALT)、天门冬氨酸氨基转移酶(AST)、尿素氮(BUN)、肌酐(Cr)、白蛋白(Alb)、总蛋白(TP)。如有必要还应做电解质平衡、钙(Ca)、磷(P)、氯(Cl)、钠(Na)、钾(K)、空腹血糖(Glu)(禁食时间要适当)、碱性磷酸酶(ALP)与总胆红素。在某些情况下，还须检测与肝或其他器官有关的酶和胆酸，以及脂类化合物、激素、高铁血红蛋白、胆碱酯酶(ChE)活性等分析。如出现肉眼可见的脏器改变，可增加与之相应的血液生化指标。还可增加其他脏器以进一步对观察到的毒性反应进行研究。

（5）尿液检查　一般须进行尿液的常规检查，包括外观、pH 值、尿蛋白、尿糖和血细胞。如尿样分析要作为预期或观察得到的毒性指标，则可增加有关的尿液检查项目。

（6）大体解剖　所有动物皆应进行大体解剖。检查体表、体腔的各开口处，颅、胸、腹腔及其内容物。肝、肺、肾、肾上腺、睾丸(卵巢)、附睾、脾、脑、心脏等脏器应尽快称重，以防水分丢失。计算脏器系数。

（7）病理组织学检查　所有最高剂量组和对照组动物、大体解剖检查有异常的脏器或组织；如高剂量组动物的器官或组织有病理组织学的变化，则应检查中、低剂量组的相应器官和组织；各剂量组大体解剖有异常的器官和组织；附加组动物的被其他试验组证明有病变的器官和组织。

6. 结果统计与评价

①结果处理：试验结果以表格形式总结，内容包括各组动物数、出现损伤的动物数、损伤的类型和每种损伤动物的百分比。采用适当的统计学方法进行评价。

②结果评价：综合临床观察、临床检查、大体解剖、组织病理学检查的结果，对受试样品经口 28d 染毒有无毒作用及其毒作用特点，包括受试样品的靶器官、蓄积毒性等作出初步评价；对是否需要进行更长时间的毒理学试验及其剂量和观察指标提出建议。如发现试验组与对照组有显著性差异或能得出剂量 – 效应或剂量 – 反应曲线时，应对未观察到有害作用剂量(NOAEL)和最低可见有害作用剂量(LOAEL)进行初步评价。

7. 鉴定报告

除一般鉴定报告的内容外，还应包括以下 7 个方面：

①受试样品的配制方法：受试样品掺入饲料和水中的方法及剂量转换的有关计算公式。

②动物的分组情况及对照组的选择。染毒剂量的选择。

③各组动物染毒开始时间、试验开始时的平均体重、结束时间，染毒方法介绍，染毒过程的描述、染毒过程中动物体重的变化及动物饲料、水的消耗量。

④观察次数及持续时间，依动物的性别、组别观察试验中症状出现、消失的时间，症状特点的文字描述，动物死亡及剖检的时间，处死动物的体重及各器官的质量，大体解剖及病理检查所见病变特点的详细文字描述，血液及生化结果并附参考正常值。

⑤各种效应的频数、发生率或均值及标准差。

⑥所用统计学分析方法及计算结果。

⑦可能时绘出剂量 – 效应或剂量 – 反应曲线。

但应当注意的是本项试验结果可提供亚急性经口(28d)染毒的毒作用资料。其结果外推至人的有效性是有限的。

第四节　亚慢性和慢性毒性评价

急性毒性试验和慢性毒性试验分别代表了人一次染毒和长期反复染毒这两种暴露特征的毒性试验方法。亚慢性毒性（subchronic toxicity）是指实验动物连续（通常 1~3 个月）重复染毒外源化学物所引起的毒性效应；慢性毒性（chronic toxiciy）是指实验动物长期染毒外源化学物所引起的毒性效应，一般是连续染毒 6 个月至 2 年，甚至终生染毒。

由于慢性毒性试验耗费大量的人力、物力和时间，亚急性、亚慢性毒性试验已经具有预备或筛选试验的性质。当外源化学物在亚急性、亚慢性毒性试验中有严重的毒作用时，此受试物就应考虑放弃，只有在必要时才进行慢性毒性试验。很多科学家认为在毒理学研究中，动物毒性试验长于 6 个月是没有必要的，除非是研究致癌作用。

由于亚慢性毒性试验和慢性毒性试验在实验设计和方法上较相似，故一并介绍。

一、亚慢性和慢性毒性评价的目的

亚慢性毒性评价的目的是观察受试物以不同剂量水平经较长期喂养后对动物的毒性作用性质和作用的靶器官，了解受试物对动物繁殖及对自带的发育毒性，观察对生长发育的影响，并初步确定最大未观察到有害作用剂量和致癌的可能性，为慢性毒性和致癌试验的剂量选择提供依据。

慢性毒性评价的目的是了解实验动物经长期接触受试物后，机体出现的各种毒性作用以及致癌作用；最后确定亚慢性最大无作用剂量，为受试物能否应用于食品的最终评价提供依据。

二、亚慢性和慢性毒性评价方法

1. 实验动物

亚慢性和慢性毒性试验一般要求选拔两种实验动物，一种为啮齿类，另一种为非啮齿类，如大鼠和狗，以便全面了解受试物的毒性特征，同时可以降低外源化学物对不同物种动物的毒作用特点不同所造成的将实验结果外推到人的偏差。实验动物最好为纯系甚至同窝动物均匀分布于各剂量组。性别要雌雄各半。亚慢性试验每组 20 只以上大鼠，慢性试验每组 40~100 只。

由于亚慢性毒性试验期较长，所以选择的实验动物的体重（年龄）应较小，如小鼠应为 15g 左右，大鼠 100g 左右。慢性毒性实验动物年龄应更小，大鼠和小鼠应为初断奶者，即小鼠出生后 3 周，体重 10~12g；大鼠出生后 3~4 周，体重 50~70g。美国FDA 要求啮齿类动物在研究开始时应小于 6 周龄。

2. 染毒途径

染毒途径应尽量模拟人类的接触方式；并且亚慢性与慢性毒作用研究的染毒途径应

当一致。染毒时间每日应定时，以维持动物血液中浓度稳定。亚慢性和慢性毒性试验常用经胃肠道、经呼吸道、经皮肤染毒3种途径，药物临床前毒性试验中，动物染毒途径应尽可能与人的用药途径一致。

经胃肠道染毒受试场最好采用喂饲法，即将受试物与食物或饮水混匀，使实验动物自然摄入。如果受试化学物质有异味或易水解时，也可以用灌胃方式染毒。应注意对挥发性受试物及饲料粉尘的影响，尽量减少实验人员及动物受污染的危险性。当用狗或猴进行长期试验时，不常采用喂饲染毒，因浪费量太大，通常采用胶囊或插胃管染毒。

经呼吸道吸入染毒，每天吸入时间依试验要求而定，亚慢性毒性研究在工业毒理学可1~4h不等，环境毒理学可为4~6h。在慢性毒性研究中，工业毒理学要求每天吸入4~6h，环境毒理学一般要求每天吸入8h。凡需要在吸入期间喂食、喂水时，要注意防止受试化学物质污染食物、饮水及食具。

经皮染毒的去毛部位面积一般不大于动物体表总面积的10%~15%，大鼠为20~50cm^2，每次染毒4~6h，应防止动物舔食。

而且，为保证受试物在动物体内浓度的稳定，每天应在相同的时间及实验室条件下染毒。每周至少染毒6~7d，有研究表明，相同毒物在相同剂量的情况下，每周5d染毒与7d染毒的毒性反应是不一致的。

按预定剂量水平，吸入染毒气体和蒸气以mg/m^{3}表示其浓度，掺入饲料或饮水以%或mg/kg、mg/L表示其浓度。必须每周或每两周调整饲料中受试物的浓度以维持恒定的剂量水平，因为单位体重的饲料消耗量随动物年龄的增长而下降。如在啮齿类试验中，从离乳到成年过程中饲料中受试物浓度保持恒定不变，则在整个试验过程中的染毒剂量约减少至40%。这可能影响毒性反应的严重程度，并可能作出有耐受性的错误判断。

3. 染毒期限

慢性毒性试验的目的是使实验动物寿命的大部分时间染毒该受试物，因此在生命的早期开始染毒是很重要的。同样的染毒期限对不同的实验动物，其意义不同。慢性毒性试验的期限应依受试物的具体要求和实验动物的物种而定，一般地讲，工业毒理学要求6个月，环境毒理学和食品毒理学要求1年以上，OECD要求慢性毒性试验大鼠染毒期限至少一年。如慢性毒性试验与致癌试验结合进行则染毒期限最好接近或等于动物的预期寿命。

在药物临床前毒性研究中，长期毒性试验的期限主要取决于临床拟用药的期限。最近，各种规范对染毒期限的要求也在逐渐趋向于缩短，如ICH(1998)规定啮齿类临床前长期毒性试验为6个月，非啮齿类为9个月。但是，一般来说至少有两种器官(眼和心脏)和一种严重的疾病(癌)需要进行长期染毒才能有明显的毒效应。

在用非啮齿类(狗、猴等)进行慢性毒性试验时，染毒期限常不能持续整个生命期，仔细研究受试物的动力学和代谢状况可弥补染毒期限的不足(如试验终点不是致癌作用)。如果在稳态动力学建立之后继续较长时间的染毒，从临床表现上或由间断处死动物的病理变化未见到毒性作用的增强，则可部分代替全寿命期试验，并使实验结果的可信性增加。

4. 剂量分组

剂量分组至少分为 3 个剂量组和 1 个对照组。一般如下：

高剂量组：能引起出现较明显的毒性效应，死亡率小于 10% 或无死亡。

中剂量组：轻微毒性，即观察到最低有害作用剂量(LOAEL)。

低剂量组：不出现中毒反应，即未观察到有害作用剂量(NOAEL)。

亚慢性毒性试验高剂量的选择，可以参考两个数值，一种是以急性毒性的阈剂量为该受试物的亚慢性毒作用的最高剂量，另一种是取受试物 LD_{50} 的 1/20 ~ 1/5 为最高剂量。高、中、低 3 个剂量间组距以 3 ~ 10 倍为宜，最低不小于 2 倍。

慢性毒性试验高剂量的选择，可以选择亚慢性毒效应的 NOAEL 或其 1/5 ~ 1/2 为慢性毒性研究的最高剂量。各剂量组间距以差 2 ~ 5 倍为宜，最低不小于 2 倍。慢性毒性试验剂量间距应小于亚慢性毒性试验。

剂量选择的一般步骤是从急性(单剂量)毒性试验→14d 毒性试验→90d 毒性试验的程序，直接从急性毒性资料来确定慢性毒性试验的剂量经常有困难，可能高估或低估受试物的慢性毒性。如对剂量选择没有把握，则可在某项试验中多设几个剂量组，这要比重复整个试验费用低得多。同时，如有性别差异，不同性别可选择不同的剂量。慢性毒性试验剂量的选择可参考 3 组数据。

(1)亚慢性 NOAEL 或其 1/5 ~ 1/2 剂量为慢性毒性试验的最高剂量，以这一阈剂量的 1/50 ~ 1/10 为慢性毒性试验的预计阈剂量组，并以其 1/100 为预计的慢性无作用剂量组

(2)慢性试验的 LOAEL 的 1/2、1/4、1/8 分 3 组。

(3)急性毒性的 LD_{50} 剂量为出发点，即以 LD_{50} 的 1/10 剂量为慢性试验的最高剂量，以 LD_{50} 的 1/100 为预计慢性阈剂量，以 LD_{50} 的 1/1 000 为预计的无作用剂量组。

美国国际生命科学学会(ILSI)风险科学研究所由代表美国、加拿大、欧洲和日本的科学界、工业及政府的科学家组成关于啮齿类慢性毒性试验剂量选择工作组，该工作组(1997)鼓励不再唯一依照 MTD 原则(MTD 主要由体重和组织病理学来确定)，并提出选择最高剂量和较低剂量的如下 5 个原则：

①根据毒理学原理，慢性毒性试验剂量选择应使慢性毒性试验的敏感性增加到最大程度。在合理的剂量范围内，提高剂量可能增加检测毒效应的能力。

②在选择剂量时，应考虑适当的试验设计、作用机制及其他有关的资料。

③中、低剂量的选择不应该仅按最高剂量的某个固定的比例，而应考虑毒作用的机制和模式、毒动学以及下述的其他因素。而且中、低剂量的选择应尽可能显示剂量 - 反应曲线的形状，并且考虑人体的暴露水平。

④选择剂量时应考虑之前进行的各项研究所评价的终点，如组织病理学、毒动学、细胞增殖和凋亡、生理功能、临床化学、血液学和尿分析、器官重量、体重等。

⑤应考虑理化因素、生物利用度、在饲料或饮水中的适口性等。

亚慢性毒性试验所选动物，一般大鼠 6 ~ 8 周龄(体重 80 ~ 100g)，每组大鼠不少于 20 只；狗 8 ~ 12 月龄，每组 6 ~ 8 只，雌雄各半。慢性毒性试验中动物的年龄应低于亚慢性毒性试验，大鼠应刚离乳，体重在 50 ~ 70g 为宜，一般要求每组 40 只，雌雄各半。

必须设置阴性对照组，必要时动物数可以再多些，以排除其他因素和自然死亡的干扰。以狗为实验动物时，每个剂量组应各 8 只或以上，雌雄各半。在 1～2 年的长期试验中，必须考虑某些意外事故，需增添额外的动物。如对照组大鼠在 2 年期间自然死亡可使动物数减少 20%。Homburer(1983)主张对照组的动物数等于每个染毒组的动物数乘以染毒组组数的平方根，如每组 40 只大鼠，共 4 个染毒组，则对照组应有 80 只大鼠，即 $40 \times \sqrt{4}$ 只。

如果设计要求在染毒受试物期间处死一部分动物，进行某些指标动态观察（如病理组织学检查或某些脏器的生化检查），则在试验开始时应相应增加实验动物数。

5. 观察指标

（1）一般性指标   在实验过程中，应仔细观察动物的外观（毛色等）、社会行为（躁动、冷漠、探究活动）、刺激性（好斗等）及对周围环境、食物、水的兴趣，这些信息如单独一项无太多的意义，但结合起来就有可能揭示出未观察到毒性症状前的潜在毒性效应。

在亚慢性及慢性毒性研究中，动物体重是一个比较重要且比较敏感的指标，反映了受试物对实验动物的生长发育及一般状态的影响。与对照组处于相同的喂饲条件下，如果受试组动物体重增长比对照组低 10%，就可以认为是由受试化学物所引起的毒效应。如果各剂量组体重增长改变有剂量－反应关系，就可以肯定这是一种综合毒性效应。一般在亚慢性毒性试验中应每周测体重一次，对慢性毒性试验，最初 13 周每周测体重一次，以后如动物健康状况无明显改变可每两周或每月测体重一次。

对各剂量组和对照组动物同期体重的统计和比较可有多种方式，可以用体重直接统计，也可用体重的增长量，或用体重百分增长率（以染毒开始时体重为 100%）进行统计。

除体重外，还应记录动物的饲料消耗，并计算食物利用率（实验动物每食入 100g 饲料所增长的体重克数）。比较各染毒组与对照组实验动物的食物利用率，有助于分析受试物对实验动物的生物学效应。食物利用率可用于鉴别啮齿类动物体重降低或增长减缓是由于受试物不适口，还是真正的毒作用。

（2）实验室检查   在慢性毒性试验中，必须评价受试物对各器官系统的功能影响。血、尿等体液的实验室检查的目的是发现受试物所致的器官功能紊乱。最主要的是评价解毒和排泄器官（即肝和肾），因为在这两个器官染毒受试物的浓度较高，另一个重要的靶器官是血液。

血液学检查包括红细胞计数、血红蛋白含量、白细胞计数及分类、血小板计数、凝血时间等。

血液生化检查主要为血清天冬氨酸氨基转移酶（AST）、丙氨酸氨基转移酶（ALT）、碱性磷酸酶（ALP）、尿素氮、肌酐、总蛋白、白蛋白、血糖、总胆固醇、总胆红素等。其中，大部分血清酶类都没有组织特异性，但在肝细胞胞浆中水平较高。正常情况下，血清中只检测到低水平的这些酶（如 AST，ALT），在某些毒物的作用下，肝细胞膜的完整性受到破坏，脑浆中的这些酶进入血液，几小时内能升高 5～10 倍。血清酶类检测对于其他靶器官毒性的敏感性均不如肝脏。因为，一方面在其他靶器官中这些酶存在的水平较低，另一方面，毒物对肝脏的影响常掩盖其他靶器官的毒性效应。临床化学指标与器官系统功能关系如下。①心脏：肌酸激酶及其同工酶、乳酸脱氢酶（LDH）及其同工酶；②肝：丙氨酸氨基转移酶（ALT）、白蛋白、碱性磷酸酶（ALP）、天冬氨酸氨基转移酶（AST）、γ-谷氨酰转肽酶（GGT）、LDH、山梨醇脱氢酶、总蛋白；③肾：白蛋白、氯、肌酐（尿和血清）、葡萄糖、钾、蛋白（尿和血清）、钠、尿素氮；④胰：淀粉酶、葡萄糖、脂酶、钙；⑤骨：ALP、钙、磷、尿酸；⑥其他：胆固醇（饲料和肝）、甘油三酯（饲料和肝）、高密度脂蛋白胆固醇、脂蛋白、葡萄糖、胆碱酯酶。单个参数的变化很少有生物学意义，因为这些参数常常是相关的，应注意研究预期的参数变化谱。

实际操作中不影响实验动物生理功能的最大取血量为其总血量的 10%；总血量约为 50mL/kg，故 0.3kg 的大鼠约有 15.0mL 血液，一次取血量不应超过 1.5mL。

尿液检查包括外观、pH 值、蛋白、糖、潜血（半定量）和沉淀物镜检等，可提供与毒物有关的中间代谢产物及靶器官毒性的证据。

用大鼠作实验动物，亚慢性毒性试验一般在试验结束时进行实验室检查，必要时可在染毒期间测定 1 次；慢性毒性试验则在试验开始后每隔 6 个月各剂量组雌雄部分大鼠及结束时（全部）各检查 1 次。用狗作实验动物，应在染毒前、染毒期间、染毒结束时进行实验室检查。必要时应留部分实验动物在恢复期后再进行实验室检查。如已了解受试物毒作用的靶器官，可对该器官进行生理功能的测定，但不作为常规试验。

（3）处死解剖检查　试验结束，处死实验动物。采血进行上述各项实验室检查，并进行系统解剖，测定各脏器质量，进行大体和组织病理学检查。试验期间出现的濒死动物或意外死亡的动物，应及时解剖，观察脏器变化，必要时可进行主要脏器的组织病理学检查，以确定死亡原因。

①脏器湿重和脏器系数：一般称取心、肝、脾、肺、肾、肾上腺、睾丸、脑等脏器湿重，并计算其脏器系数。脏器系数或称脏体比值，指单位体重（通常以 100g 体重或克体重计）与某个脏器的比值，如肝/体比，就是（全肝湿重/体重）×100%。这个指标的意义在于实验动物随着年龄（体重）的增长，在不同年龄期各脏器与体重之间质量比值均有一定的规律，如果和对照组比较出现显著性差异，则有可能是受试物毒作用的结果。脏器系数增加可能是由于充血、水肿、增生或肿瘤等；脏器系数降低可能是由于坏死、萎缩等。如果受试物能明显阻碍实验动物体重增长，而对脏器无明显毒性效应时，也会出现脏器系数增加。故当实验动物体重明显受到影响时，应同时比较各剂量组与对照组动物各脏器的绝对湿重，以排除可能出现的假象。

②病理学检查：是实验毒理学的基础。对各器官的肉眼和显微镜检查是为了得到受试物毒性效应的形态学证据。功能状态的改变应与其相应的形态学改变相联系，以适当评价其毒理学意义。确定受试物的安全性，最终的依据通常是靠病理组织学检查。

所有的实验动物，包括试验过程中死亡的动物都应进行完整的系统解剖和仔细的肉眼观察。肉眼可见的损伤或可疑损伤部位都应采样固定，作进一步组织学检查。对照组和高剂量组动物以及系统解剖时发现的异常组织均需做详细的组织学检查。其他剂量组一般仅在高剂量有异常发现时进行。检查脏器一般包括脑、心、肝、脾、肺、肾、肾上腺、睾丸、卵巢等。在慢性毒性试验中，组织病理学检查包括的器官可多达 30 种以上。除规定的应检查的组织脏器，有些情况下也可保留其他的组织或进行特殊染色，必要时进行电镜观察、组织化学、定量形态学分析等。

应评价器官组织病理改变的性质和发生率。如果病理组织学损害程度进行半定量评价，将易于判断损害是否由于受试物诱发的损害及是否随染毒剂量和时间增加而严重。从理论上讲，所有的显微镜检查都应盲法进行，即病理学家不知该组织切片来自哪个组织哪只动物。实际上要做到这一点比较困难，且经常会降低评价的质量。如了解有关的试验资料更有助于评价各种效应的相关性、严重性、时间性及特殊毒性可能的作用机制。而盲法分析可用于就某种特定的发现进行评价和探讨。

总之，上述几类指标中临床观察可寻找早期临床体征，对血液和尿标本的分析可评价器官系统的功能，尸解和组织病理学检查是为了得到毒理学损害的形态学证据，应综合起来评价受试物的毒性效应(表4-4、表4-5)。

表 4-4　可用于亚慢性和慢性毒性试验的一般观察、临床实验室检查及病理学检查项目

器官和系统	一般观察	临床血液化验	病理学检查
肝	黏膜变色、水肿、腹水	谷草转氨酶、谷丙转氨酶、胆固醇、碱性磷酸酶、总蛋白、白蛋白、球蛋白	肝[a]
泌尿系统	尿量、连续性、颜色	尿素氮、总蛋白、白蛋白、球蛋白	肾和膀胱[a]
胃肠系统	腹泻、呕吐、排便、食欲	总蛋白、白蛋白、球蛋白、钠、钾	胃、胃肠道、胆囊（如果有）、唾液腺、胰
神经系统	姿势、活动、反应、行为		脑、脊髓、及坐骨神经
眼	外观、分泌物、突眼症检查		眼、视神经
呼吸系统	频率、咳嗽、鼻分泌物	总蛋白、白蛋白、球蛋白	一叶肺及主要支气管
生殖系统	外生殖器官的外观和触诊		睾丸和附睾或卵巢；子宫或前列腺和精囊[b]
造血系统	黏膜变色、淡漠、无力	红细胞压积、血红蛋白、红细胞数、白细胞总数及其分类、血小板数、凝血酶原时间、激活的部分凝血酶原时间	脾、胸腺、肠系膜淋巴结、骨髓涂片及其切片
内分泌系统	皮肤、皮毛、体重、尿、粪便特征	糖、钠、钾、碱性磷酸酶、胆固醇	甲状腺、肾上腺、胰
骨骼系统	生长变形、跛行	钙、磷、碱性磷酸酶	骨骼、破骨程度
心血管系统	心率、脉搏特征、节律、水肿、腹水	谷草转氨酶	心[a]、主动脉、其他动脉
皮肤	颜色、外观、气味、被毛	总蛋白、白蛋白、球蛋白	仅在皮肤研究时进行
肌肉	大小、无力、消瘦、活动减少	谷草转氨酶、肌酐磷酸激酶	仅在一般观察、临床化学或肉眼病变有指征时进行

注：全部动物应进行肉眼检查；表中所列的器官或组织应做组织病理学检查；a. 这些器官也应称重。

表 4-5　常见化学毒物所致主要靶器官损伤

靶器官	毒物举例	病变类型	病理诊断
肝	CCl_4、铅、黄磷、氯乙烯	变性、坏死、炎症、硬化、癌瘤	中毒性肝炎、肝硬化、肝细胞癌、急性肝坏死、亚急性肝坏死
肾	汞、铅	变性、坏死、炎症、萎缩、纤维化	中毒性肾病、急性肾小管坏死、肾固缩
脑	CO、铅	变性、坏死、出血、水肿、脱髓鞘、神经胶质增生	中毒性脑水肿、中毒性脑病
肺	氯气、纯氧、铍、白草枯	水肿、出血，肺泡炎、纤维化	中毒性肺水肿，化学性肺炎、弥漫性肺泡损伤、肺透明膜病
心血管	钡、CS_2	变性、坏死、炎症、硬化	中毒性心肌病(炎)、动脉粥样硬化
血液及造血系统	铅、苯	溶血、贫血、白血病、粒细胞减少	中毒性血液病
睾丸、卵巢	镉、甲基汞、DDT	性细胞损伤、发育障碍	中毒性不育症、流产、死胎、畸形
皮肤	镍、铬、铍、煤焦油、多氯联苯	皮疹、出血、炎症、坏死、溃疡	接触性刷脱性皮炎、痤疮、中毒性黑变病
其他	铅、汞、氟	铅沉着、汞沉着、氟牙病	铅线、氟骨症等

　　（4）特异性指标（生物学标志）　所谓特异性指标是反映外源化学物对机体毒作用本质的特征性指标，并常与其毒作用机制有关。实际上，所谓特异性指标就是生物学标志（主要是效应标志）。由于生物学标志对研究外源化学物对人体的毒作用具有重要的意义，因此，亚慢性和慢性毒性试验在可能时应考虑安排这方面的研究。确定特异性的生物学标志难度较大，一般可以从分析受试物的化学结构（特殊基团）或分析受试物急性或急性毒性作用的特征发现线索。

6. 结果分析

　　亚慢性毒性试验和慢性毒性试验所有的定量数据，应按组别（必要时还按性别）以"均数±标准差"表示，并注明其单位（法定单位）。根据数据的性质及其统计学分布，选择适当的统计学方法，进行各剂量组与阴性对照组的比较，以说明剂量－反应关系。

　　对污染组和对照组数据根据统计学方法处理，看是否有显著差异、剂量－效应关系和时间－效应关系以及各项指标之间的相关性。

　　在结果分析时要综合考虑统计学意义和生物学意义，特别是结合剂量－反应关系来考虑，才可能得到客观可靠的结论。染毒组某些参数如 RBC、WBC、血小板计数、尿量等，与阴性对照组比较很可能有统计学意义，但如在正常范围内，则无实际生物学意义；由于目前实验毒理学还没建立公认的正常参考值，这里指的正常范围不是来自某一文献资料，而是指具体实验室自己的历史性阴性对照资料。相反，有时虽无统计学意义，如网织红细胞数如有增高趋势，则应重视受试物对红细胞系的作用或引起溶血的可能性，做进一步检查，不能因无统计学意义而忽略其可能的毒性。

　　亚慢性毒性试验和慢性毒性试验主要目的是建立剂量－反应关系和得到观察到有害作用的最低剂量（LOAEL）及未观察到有害作用的剂量（NOAEL）。亚慢性和慢性毒性试验由于历时较长，影响因素较多，要得到一个理想的结果并不容易。例如，一个亚慢性或慢性毒性试验，设计了高、中、低3个剂量组和1个阴性(溶剂)对照组，表4-6列出了9种可能的结果，各剂量组的结果表示为"－"、"＋"和"＋＋"，分别是与阴性对照组比较，经统计学检验，"－"为差别无显著性($P > 0.05$)，"＋"为差异有显著意义($P < 0.05$)，"＋＋"为差别有非常显著的意义($P < 0.01$)。

表4-6 亚慢性和慢性毒性试验可能得到的结果举例

剂量组	结 果								
	1	2	3	4	5	6	7	8	9
高剂量	＋＋	＋＋	＋	＋	－	－	－	－	－
中剂量	＋	＋	＋	－	－	－	＋	＋	－
低剂量	＋	－	－	－	－	＋	－	＋	＋

在这9种结果中，第2种结果是最满意的。在第2种结果中，低剂量为NOAEL，中剂量为LOAEL，而且有剂量－反应关系。第3、4、5种结果都还可以接受。第3种结果，低剂量为NOAEL，中剂量为LOAEL，但剂量－反应关系不如第2种结果明显。第4种结果，中剂量为NOAEL，高剂量为LOAEL，没有进一步的剂量－反应关系结果，对高剂量组的阳性结果应仔细核实。第5种结果，对高剂量组的阴性结果经仔细核实后，如果高剂量组已达染毒的极限剂量，则此结果可以接受，并报告NOAEL为高剂量；否则应提高剂量，重新试验。

第1种结果是不理想的。此结果中虽然有剂量－反应关系，但无法确定NOAEL，也就不能确定LOAEL。由于慢性毒性试验耗费巨大，当低剂量组阳性结果的指标在慢性毒性严重度分级(见表4-6)中分级较低时，也可认为低剂量组为LOAEL，制定安全限值应利用较大的不确定系数；否则应该降低剂量，重新试验。

第6~9种结果也不很理想，因为没有剂量－反应关系，这些阳性结果可能与个别动物的易感性差别有关，不具有生物学意义，应该用本实验室历史性对照值来进行统计学检验，并仔细地分析和评价。必要时应提高剂量，重新试验。

但如果与对照组比较差别有显著性而又无生物学意义的参数过多(如90d大鼠亚慢性毒性试验这样的参数达总参数数目的15%以上)，应该认为该试验的质量保证存在问题。实际上，受试物的每一种毒性效应都可以得到剂量－反应关系、LOAEL及NOAEL，应综合判断。如某受试物大鼠亚慢性毒性试验在中剂量可引起肝损害，高剂量有肾损害和严重肝损害。则对肝损害来说NOAEL是低剂量，LOAEL是中剂量；而对肾损害来说NOAEL是中剂量，LOAEL是高剂量。结论是该受试物大鼠亚慢性毒性试验的NOAEL是低剂量，LOAEL是中剂量，靶器官是肝和肾。

在利用NOAEL及LOAEL来制定安全限值时，也应考虑到LOAEL的指标严重性，表4-7为慢性毒性指标严重性的分级值。对存在阈剂量的毒作用，阈剂量应在NOAEL及LOAEL之间，得到LOAEL的指标分级较低，制定安全限值时可选择较小的不确定系数。

表 4-7 慢性毒性指标严重性的分级

级 别	内 容
1	酶诱导或其他生化改变，无病理改变及脏器重量改变
2	酶诱导及细胞增生，或细胞器其他改变，但是无明显效应
3	增生、肥大、或萎缩，但无器官重量改变
4	增生、肥大、或萎缩，伴有器官重量改变
5	可逆性细胞改变、浊肿、水滴状变或脂肪变性
6	坏死、间变、器官功能无明显改变；神经病变但无行为、感觉或其他生理改变
7	坏死、萎缩、肥大或间变，检测到器官功能改变；神经病变伴有可测到的行为、感觉与生理改变
8	坏死、萎缩、肥大或间变，有肯定的器官功能改变；神经病变伴有明显的行为、感觉和生理活动改变；生殖机能受损，有胚胎毒性证据
9	严重的病及器官功能改变；任何神经病变伴有行为、感觉或运动功能的损害；失去生殖能力，对母体作用后造成致畸
10	致死，缩短寿命，母体无任何中毒表现时即致畸

三、亚慢性毒性评价和慢性毒性评价的意义

对亚慢性毒性进行评价时，应包括 3 个步骤：

①明确化学物质的毒效应。通过全面观察、准确检测和综合分析，对接触化学毒物的个体和群体出现与对照组相比有统计学差异的有害效应以及剂量–反应关系或剂量–效应关系作出判断，确定机体出现的各种有害效应。

②根据在试验早期和最低剂量组出现有统计学意义的指标变化，确定毒效应的敏感指标，并依据指标出现变化的情况来确定阈剂量和或最大无作用剂量。

③根据阈剂量和/或最大无作用剂量，对化学毒物的亚慢性毒性作出评价。

慢性毒性评价的原则、内容与亚慢性毒性评价基本相同。根据毒作用的敏感指标，确定慢性阈剂量和/或最大无作用剂量以及慢性毒作用带，依据表 4-8 进行评价。对于易挥发的液态化学物，经呼吸道进入机体时，应参考慢性吸入中毒可能指数（risk index of chronic inhalation poisoning, Ich）进行危险性评价。Ich 是该化学物在 20℃时的蒸气饱和浓度与慢性阈浓度的比值。Ich 越大，产生慢性吸入中毒的危险性越大，评价标准见表 4-8。

表 4-8 化学物危险性分级标准

分 级	急性作用危险性			慢性作用危险性		
	急性阈剂量	急性毒性阈值	急性毒作用带	慢性阈剂量	急性毒性阈值	慢性毒作用带
低度危险	<3	>1.0	>54	0 ~ 10	>0.1	<2.5
中等危险	3 ~ 30	0.1 ~ 1.0	18 ~ 54	10 ~ 100	0.01 ~ 0.1	2.5 ~ 5.0
高度危险	30 ~ 300	0.01 ~ 0.1	6 ~ 18	100 ~ 1 000	0.001 ~ 0.01	5.0 ~ 10.0
极度危险	>300	0.001 ~ 0.01	<6	>1 000	<0.001	>10.0

通过亚慢性和慢性毒性评价可以研究受试物亚慢性和慢性毒性以及作用的靶器官、剂量－反应（效应）关系、确定受试物亚慢性和慢性毒性的效应谱；可确定其观察到有害作用的最低剂量（LOAEL）和未观察到有害作用的剂量（NOAEL），提出此受试物的安全限量参考值；对在急性及亚急性毒性试验中发现的毒作用提供新的信息，并发现在急性及亚急性毒性试验中未发现的毒作用，确定不同动物物种对受试物亚慢性和慢性毒效应的差异，为将毒性研究结果外推到人提供依据。总之，在慢性毒性评价过程中，必须对整个试验期间的全部观察和检测结果，包括恢复期的观察和检测结果，进行全面的综合分析，结合化学毒物的理化性质、化学结构，应用生物学和医学的基本理论进行科学的评价，为阐明化学毒物的慢性毒作用性质、特点、毒作用类型、主要靶器官及中毒机制提供参考。

第五节　蓄积毒性评价

一、化学物质蓄积毒性评价的目的

很多外来化学物存在这种情况，反复多次进入机体，而且往往前次进入的剂量尚未完全消除，该化学物在体内的总量就会不断增加并贮留，这种现象称为化学物的蓄积作用。外源化学物的蓄积作用是发生慢性毒性的基础。

外源化学物或其代谢产物的物质蓄积可能造成慢性毒性；有的化学物质，经长期接触后在机体内测不出该化学物质的原形或其代谢产物，也可出现慢性毒性作用，引起机体的功能或形态结构发生一定程度的改变，称之为损伤蓄积或功能蓄积。或者在机体修复过程尚未完成前该化学物再次进入机体并造成伤害，使这种功能或者形态的变化也逐渐积累，也成为功能蓄积，都属于慢性毒性。

化学物质蓄积毒性的评价与实验目的主要是了解受试物在机体内的蓄积情况。

二、蓄积毒性评价的研究方法

蓄积作用的研究方法有多种，常用的方法有蓄积系数法和生物半减期法。

1. 蓄积系数法

蓄积系数法是一种检测生物效应的试验方法。这种方法简便，但是不易区分是物质蓄积还是损伤蓄积。这种方法的基本原理是在一定期限之内，以低于致死剂量的受试物，每日给予实验动物，直至出现某种预计效应为止。计算达到此预计效应的累积剂量，求此累积剂量与一次接触该化学物质产生相同效应的剂量的比值，此比值就是蓄积系数 K。蓄积试验多用小鼠或大鼠为实验动物，一般以死亡为效应指标，K 值计算公式如下：

$$K = LD_{50}(n)/LD_{50}(1)$$

式中：$LD_{50}(n)$——给实验动物该受试物多次染毒，实验动物死亡 1/2 时，受试物染毒
剂量的总和；

$\qquad LD_{50}(1)$——给实验动物该受试物一次染毒的 LD_{50} 剂量。

蓄积系数 $K < 1$ 为高度蓄积，1 ~ 为明显蓄积，3 ~ 为中等蓄积，5 ~ 为轻度蓄积。蓄积系数法的具体实验方案主要有 2 种。

(1) 固定剂量法　啮齿类动物分成两组，每组动物 20 只。一组为对照组，一组为染毒组。染毒组每天定量地、相同途径给予受试物质，染毒剂量可以选择 LD_{50} 剂量的 1/20 ~ 1/5，每日观察累积染毒组动物的死亡数，直至累积发生 1/2 实验动物死亡为止。计算累积总染毒剂量，求出 K 值，进行评价。如染毒剂量已累积达到 5 个 LD_{50}，而实验动物仍未死亡 1/2，甚或没有死亡，就可终止试验，此时 $K > 5$。

(2) 定期递增剂量法　同上法，染毒组开始按 $0.1LD_{50}$ 剂量给予受试化学物质，以 4d 为一期，以后每期给予的受试化学物质的剂量按等比级数 (1.5 倍) 逐期递增，见表 4-9。此方法试验最长只需要 28d，但是在染毒 20d 后也可以结束试验，因此时累计剂量已达 $5.3LD_{50}$。在试验期中，只要试验动物死亡数累积已达 1/2，便可随时终止试验，计算其累积剂量，求出 K 值，进行评价。

表 4-9　定期递增剂量法染毒剂量表

接触天数/d	1 ~ 4	5 ~ 8	9 ~ 12	13 ~ 16	17 ~ 20	21 ~ 24	25 ~ 28
每天接触剂量/LD_{50}	0.1	0.15	0.22	0.34	0.50	0.75	1.12
4d 接触总剂量/LD_{50}	0.4	0.6	0.9	1.4	2.0	3.0	4.5
累积接触总剂量/LD_{50}	0.4	1.0	1.9	3.3	5.3	8.3	12.8

由于死亡不是慢性毒性的主要效应指标，目前，已较少应用蓄积系数法，而是直接进行亚慢性和慢性毒性试验，以及毒物动力学研究。

2. 生物半衰期法

生物半衰期 (biological halftime) 法是用毒物动力学原理阐明外源化学物在机体内的蓄积作用特性。生物半衰期反映了外源化学物从机体消除的速度，生物半衰期短，从机体消除快。如外源化学物吸收速度超过消除速度时，就引起化学物的蓄积。一般在等间距、等剂量染毒的条件下，化学物在体内经 5 ~ 6 个生物半衰期即可达到蓄积极限，此时理论蓄积量为极限值的 96.9% ~ 98.4%。此后继续染毒蓄积量也基本上不再增加。

$$蓄积极限量 = 每日吸收量 \times t_{1/2} \times 1.44$$

3. 20d 蓄积试验法

将成年大鼠按体重随机分为 5 组，每组 20 只，雌雄各半。各组剂量分别为 LD_{50} 的 1/20、1/10、1/5、1/2，另设溶剂对照组。每天灌胃一次，连续 20d。然后观察 7d。如 $1/20\ LD_{50}$ 组已出现死亡，且各剂量组动物死亡呈剂量 - 反应关系，则受试动物有强蓄积毒性；如 $1/20\ LD_{50}$ 组无死亡，但各剂量组死亡呈剂量 - 反应关系，表明有中等蓄积毒性；如 $1/20\ LD_{50}$ 组无死亡，各剂量组死亡也呈剂量 - 反应关系，可认为无明显蓄积毒性。

三、蓄积毒性评价意义

化学毒物的蓄积作用是发生慢性中毒的物质基础，因此研究化学毒物在机体内的蓄积性是评价化学毒物能否引起潜在慢性毒性的依据之一，也是卫生标准制订过程选择安全系数的主要依据。蓄积毒性试验是研究化学毒物基础毒性的重要内容之一，通过试验可以求出蓄积系数 K，了解化学毒物蓄积毒性的强弱，并为慢性毒性试验及其他有关毒性试验的剂量选择提供参考。

第五章　食品遗传安全性评价

　　为保证食品的安全性和人们的健康安全，以及子孙后代的健康，食品遗传安全性评价显得非常必要。遗传毒理学试验是毒性研究的第二步，它是检验突变和染色体结构或数目异常变化的生物实验，是食品安全性评价的重要部分。

第一节　食品遗传安全性评价的基本概念

食品遗传安全性评价实验是通过动物实验和对人群的观察，阐明食品中的有关危害成分或危害物质的毒性及相应的风险程度，决定该食品能否进入市场或说明安全使用的条件，以达到最大限度地减小其危害、保护人们身体健康的目的。

一、遗传损伤的分类

遗传损伤可分为基因突变、染色体畸变及基因组突变三大类。基因突变是指因DNA分子上碱基对的增添、缺少或改变导致基因结构的改变。基因突变只发生在DNA的特定部位，因此又称为点突变。染色体畸变是指染色体或染色单体断裂，造成染色体或染色单体缺失，或引起各种重排，从而出现染色体的结构异常。基因组突变是指基因组中染色体数目的改变，也称为染色体数目畸变。在细胞分裂过程中，如果染色体出现复制异常或分离障碍就会导致细胞染色体数目的异常。

二、遗传安全性评价的分类

1. 致突变、致畸、致癌物质的安全性评价

对各种化学物质的致癌和在胚胎发育过程中致畸效应的安全性评价，早期是用待测化学物质喂饲、注射动物或涂布在动物皮肤上，然后观察动物是否因此而患肿瘤或出现畸胎等。但是这种方法的缺点是往往要用几种动物而且需要重复实验才能得出可靠的结论，导致费用大、时间长。

2. 以基因突变为指标的安全性评价

在以基因突变为指标的安全性评价中，以 Ames 试验最有效。它用鼠伤寒沙门菌的组氨酸缺陷型(不能在没有组氨酸的培养基上生长的突变型)菌株为测试对象，如果菌株用某待测化学物质处理后能在没有组氨酸的培养基上形成菌落，就说明发生了回复突变。

3. 对染色体畸变的安全性评价

除了经典的染色体畸变分析外，还有以下方法：

（1）微核测试法　以骨髓细胞或外周血淋巴细胞中微核的数量变化为指标，判断染色体畸变的程序。

（2）姐妹染色单体互换测试法　即用细胞中的姐妹染色单体互换(SCE)次数来检测环境诱变剂。

三、遗传安全性评价的目的

遗传毒理学实验的主要目的是研究外源化学物引起人类生殖细胞的突变并传递给后代的可能性；基于体细胞突变与肿瘤有关的认识，也可用于外源化学物潜在致癌性的预测。遗传毒理学预测实验应能灵敏地预测出受试物的致癌性，也能特异地预测出受试物的非致癌性，即要有高的灵敏性、特异性。虽然遗传毒理学实验可用于外源化学物致癌性的筛选，但也存在不足。在致癌性预测时遗传毒理学实验适用于遗传毒性致癌物和非遗传毒性非致癌物。对于遗传毒性非致癌物会出现假阳性，对于非遗传毒性致癌物则会出现假阴性。

第二节　遗传安全性评价的应用

一、遗传安全性评价的应用原则

因为环境致突变物的种类和结构多种多样，遗传毒理学实验利用不同的指示生物、遗传学终点、不同的靶细胞，所以具有遗传毒性的化学物不可能在所有遗传毒理学试验中呈阳性。为了尽可能防止在预测外源化学物致癌性及遗传危害性中的假阴性结果，需要成组应用遗传毒理学试验。组合试验应用的越多，假阴性率会下降，但假阳性率会增加，方法过多也会使费用增加，时间拖延。

有关在致癌性及遗传危害性评价时具体应选哪些试验应根据受试物特性、分布、用途及使用范围，其他毒理学试验及毒代动力学资料，技术水平，管理部门的要求等来确定。尽管人们也试图对致突变性评价时最合适的试验选择进行协调，但尚无公认的最合理的组合方案。遗传毒理学试验成组应用试验组合的原则为：

①应包括多个遗传学终点。现在还没有一种试验能同时测出基因突变、染色体畸变、非整倍体和 DNA 损伤等。

②试验指示生物包括若干进化阶段的物种，包括原核生物和真核生物；同时，应充分利用预测可靠性研究的结果。

③应包括体外试验和体内试验。一般认为，体外试验检测受试物本身是否具有遗传毒性，体内试验可确定受试物能否在体内显示其遗传毒性。

二、国际协调组织建议的组合

大多数的遗传毒理学评价程序是选择进行若干遗传毒理学试验对外源化学物的遗传毒性及致突变性进行评价。国际协调组织 1997 年对于外源化学物的遗传毒性评价建议的检测试验组合为：

①细菌基因突变试验。

②体外哺乳动物细胞染色体畸变试验或体外小鼠淋巴瘤细胞试验。

③体内啮齿类造血细胞染色体损伤试验。

三、注意事项

每个遗传毒理学试验的目的各不相同，在进行遗传安全性评价试验的具体应用过程中，应该注意以下几点：

①在体外试验中细菌及细胞对外源化学物的代谢能力有限，为了检测直接及间接诱变剂，一般应分别在加及不加代谢活化系统的条件下进行试验。

②在遗传毒理学试验设计中一般要有阳性对照组及阴性对照。在体外试验时，阳性对照应在加及不加代谢活化系统的条件下进行；在体内试验中，除了可遗传易位试验、显性致死试验及小鼠点试验与它们近期的历史性对照可接受外，其他的试验都应同时有阳性对照组。

③对于试验结果的判定，应综合分析试验组的效应比阴性对照组是否明显增加，是否具有剂量－反应关系，对于弱的或可疑的效应结果是否具有可重复性等。对于体外试验阳性结果的判断还应考虑，阳性结果是否为体外特有的活性代谢物引起；效应是否由于在体内并不存在的某些因素引起；对于细胞的试验，阳性是否仅在细胞生存率很低的情况下发生等。

第三节　常用的遗传安全性评价实验

食品遗传安全性评价是通过动物实验和对人群的观察，阐明食品中的有关危害成分或危害物质的毒性及相应的风险程度，决定该食品能否进入市场或说明安全使用的条件，以达到最大限度地减小其危害、保护人们身体健康的目的。

一、细菌回复突变试验

鼠伤寒沙门菌回复突变试验是遗传毒理学体外试验，遗传学终点是基因突变，用于检测受试物能否引起鼠伤寒沙门菌基因组碱基置换或移码突变。

(一)实验目的与原理

鼠伤寒沙门菌回复突变试验用于检测受试物能否引起鼠伤寒沙门菌基因组碱基置换或移码突变。

鼠伤寒沙门菌的突变型(即组氨酸缺陷型)菌株在无组氨酸的培养基上不能生长，在有组氨酸的培养基上可以正常生长。致突变物可使沙门菌突变型回复突变为野生型(表现型)，因而在无组氨酸培养基上也能生长。故可根据在无组氨酸的培养基上菌落生成数量，检查受试物是否为致突变物。

(二)实验材料

食品遗传安全性评价的实验材料主要有营养肉汤培养基、营养肉汤琼脂培养基、底层培养基、顶层培养基。

1. 营养肉汤培养基和营养肉汤琼脂培养基

营养肉汤培养基的配制：称取牛肉膏 2.5g、胰胨 5.0g、氯化钠 2.5g、磷酸氢二钾 1.3g，加蒸馏水至 500mL，加热溶解，调 pH 值至 7.4，0.103MPa 灭菌 20min，4℃保存备用。

营养肉汤琼脂培养基的配制：称取琼脂粉 1.5g 和营养肉汤培养基 100mL，加热熔化，调 pH 值为 7.4，0.103MPa 灭菌 20min。

2. 底层培养基

(1)磷酸盐贮备液(V-B 盐贮备液)　磷酸氢钠铵($NaNH_4HPO_4$)17.5g、柠檬酸($C_6H_8O_7 \cdot H_2O$)10.0g、磷酸氢二钾(K_2HPO_4)50.0g、硫酸镁($MgSO_4 \cdot H_2O$)1.0g，待其他试剂完全溶解后，再将硫酸镁放入其中继续溶解，否则易析出沉淀。加蒸馏水至 100mL，0.103MPa 灭菌 20min。

(2)40%葡萄糖溶液　葡萄糖 40.0g 加蒸馏水至 100mL，0.055MPa 灭菌 20min。

(3)底层培养基(1.5% 琼脂培养基)　琼脂粉 6.0g 和蒸馏水 400mL 熔化后 0.103MPa 20min 灭菌。趁热(80℃)，在灭菌琼脂培养基中 400mL 依次无菌操作加入磷酸盐贮备液 8mL 和 40% 葡萄糖溶液 20mL，充分混匀，待凉至 80℃ 左右时倒入平皿，37℃培养过夜以除去水分及检查有无污染。

3. 顶层培养基

顶层琼脂的配制：琼脂粉 3.0g 和氯化钠 2.5g，加蒸馏水至 500mL。

0.5mol/L 组氨酸生物素溶液的配制：D-生物素 30.5g 和 L-组氨酸 17.4g，加蒸馏水至 250mL。即可配制成顶层培养基。

(三)方法与步骤

实验方法有平板掺入法和点试法，一般先用点试法做预实验，以了解受试物对沙门菌的毒性和可能的致突变性，平板掺入法是标准实验法。

1. 平板掺入法

①在底层培养平皿上写上记号。
②取已熔化并在 45℃ 水浴中保温的顶层培养基 1 管(2mL)。
③依次加入受试物溶液 0.1mL，测试菌液 0.05~0.2mL，迅速混匀。
④倒在底层培养基上，转动平皿使顶层培养基均匀分布在底层上，平放固化。
⑤37℃培养 48h 观察结果。

2. 点试法

①在底层培养平皿上写上记号；取已熔化并在 45℃ 水浴中保温的顶层培养基 1 管

(2mL)。

②加入测试菌液 0.05 ~ 0.2mL，迅速混匀；倒在底层培养基上，转动平皿使顶层培养基均匀分布在底层上。

③平放固化。取无菌滤纸原片(直径6mm)，小心放在已固化的顶层培养基的适当位置上，用移液器取适量受试物。

④点在纸片上或将少量固体受试物结晶加到纸上或琼脂表面。

⑤37℃培养48h观察结果。

(四)实验结果

按照如上实验步骤，点试法和掺入法得到的实验结果所获得的信息并不完全相同，具体如下。

1. 点试法

凡在点样纸片周围长出一圈密集的回变菌落者，该受试物即为致突变物质。如在平板上出现少数散在的、自发的回变菌落，则为阴性。如在滤纸片周围见到抑菌圈，说明受试物具有细菌毒性。

2. 掺入法

计数培养基上回变菌落数。如在背景生长良好的条件下，受试物每皿回变菌落数增加1倍以上，并有剂量－反应关系或至少某一测试点有重复的并有统计学意义的阳性反应，即可认为该受试物为诱变阳性。当受试物浓度达到5mg每皿仍为阴性者，可认为是阴性。

(五)注意事项

本实验的干扰因素很多，为了保证实验的科学性和结果的客观性，在实验的过程中需注意以下几方面：

①应有专门的实验室，应有良好的通风设备；实验者必须注意个人防护，尽量减少接触污染的机会。

②实验中使用的致癌物和致突变物的处理，原则上要按照同位素废弃物的处理方法进行专门的处理。

③所用沙门菌实验菌株一般毒性较低，具有 R 因子的危害更小。但要防沙门菌污染动物饲养室。

二、哺乳动物细胞基因突变实验

(一)实验目的与原理

哺乳动物细胞基因突变实验主要是通过检测碱基对的突变、移码突变和缺失等形式的基因突变来评价受试物引起突变的可能性。

在加入和不加入代谢活化系统的条件下，使细胞暴露于受试物一定时间，然后将细胞再传代培养，突变细胞在含有 6-硫代鸟嘌呤(6-TG)或三氟胸苷(TFT)的选择性培养液中能继续分裂并形成集落。基于突变菌落数，计算突变频率以评价受试物的致突变性。

(二)实验材料

HPRT 位点突变分析常用中国仓鼠肺细胞株(V-79)和中国仓鼠卵巢细胞株(CHO)。TK 位点突变分析常用小鼠淋巴瘤细胞株(L5178Y)和人类淋巴母细胞株(TK6)。V-79 或 CHO 细胞，常用 MEM(Eagle)培养基加入 10% 胎牛血清和适量抗菌素。L5178Y 或 TK6 细胞，常用 RPMI 1640 培养基加入 10% 马血清和适量抗菌素。5mg/mL 6-硫代鸟嘌呤，3mg/mL(6-TG)三氟胸苷(TFT)。

(三)方法与步骤

1. HPRT 位点突变分析

实验前 1d，接种细胞于培养瓶中，置于 37℃下培养。实验时吸去培养瓶中的培养液，加入一定浓度的受试物、S9-mix 及不含血清培养液，置孵箱中处理 6h 后，吸去培养液，用 Hank's 液洗细胞 3 次，加入含胎牛血清的培养液。在受试物与细胞作用后当天和第 3d 将细胞按低密度分种，在第 7d 接种细胞。7d 后染色以测定细胞存活率。实验结果用 χ^2 检验进行统计分析。

2. TK 位点突变分析(L5178Y 细胞，96 孔板法)

取生长良好的细胞，调整密度为 5×10^5/mL，按 1% 体积加入受试物，37℃ 振摇处理 3h。离心，弃上清液，用 PBS 洗涤细胞 2 遍，重新悬浮细胞于含 10% 马血清的 RPMI 1640 培养液中，并调整细胞密度为 2×10^5/mL。取适量细胞悬液，做梯度稀释至 8 个细胞/mL，接种 96 孔板，每个剂量做 2 块板，37℃，5% CO_2，饱和湿度条件下培养 12d，计数每块平板有集落生长的孔数。

(四)实验结果

1. 平板效率(PE_0 和 PE_2)

$$PE = \frac{-\ln(EW/TW)}{1.6}$$

式中：EW——无集落生长的孔数；

TW——总孔数；

1.6——每孔接种细胞数。

2. 相对存活率($\%RS$)

$$相对存活率(\%RS) = \frac{PE_0(处理)}{PE_0(对照)} \times 100$$

3. 突变频率(*MF*)

$$MF(\times 10^{-6}) = \frac{-\ln(EW/TW)}{n}$$

式中：*EW*——无集落生长的孔数；

　　　TW——总孔数；

　　　n——每孔接种细胞数(2 000)。

(五)注意事项

在受试物引起突变频率具有统计学意义或有剂量-反应关系的，可判定为阳性结果。受试物在任何一个剂量条件下，引起具有统计学意义，并有可重复的阳性反应。阴性结果的判定需在%*RS*达±20%(即已产生明显细胞毒性)的情况下未见突变频率显著增加时方可作出。在评价时应把生物学和统计学意义结合考虑。

三、染色体畸变实验

(一)实验目的与原理

在进行染色体畸变实验的时候，动物骨髓细胞染色体标本的质量是很关键的环节，通过染色体畸变实验能够了解动物体内染色体及染色体类型。

染色体畸变实验中染色体畸变的产生与骨髓微核的形成原理相同，但染色体畸变只能在细胞分裂的中期进行观察和分析。为收集足够的中期相细胞，在收获细胞之前，用秋水仙碱或乙酰甲基秋水仙碱处理样品，以阻断微管蛋白的聚合，抑制细胞分裂时纺锤体的形成，使分裂间期和前期的细胞停留在中期相。细胞通过低渗环境时，使染色体均匀散开，然后固定、染色，可在油镜下观察。

(二)实验材料

500mg/L秋水仙素；0.075mol/L氯化钾液；固定液(甲醇3份、冰醋酸1份混匀，临用时配)；吉姆萨贮备液(吉姆萨染料1g，缓慢加入少许甘油在研钵中研细溶解，共加入甘油60mL混匀。60℃水浴2h，冷却后再加60mL甲醇混匀，静置2周，过滤置棕色瓶保存备用)；pH6.8磷酸盐缓冲液(甲液为1/15mol/L Na$_2$HPO$_4$ 49.5mL，乙液为1/15mol/L KH$_2$PO$_4$ 50.4mL，混匀)。

(三)方法与步骤

①腹腔注射秋水仙素(小鼠剂量为4mg/kg，大鼠剂量为1mg/kg)，4h后处死动物，迅速取出双侧股骨，用注射器吸PBS液5mL冲出骨髓，用1 500r/min离心10min，弃上清液。

②打散沉淀物，加入预温37℃的0.075mol/L氯化钾溶液约6mL，混匀，于37℃低渗15~20min，再加固定液2mL混匀，立即于1 000r/min离心10min，弃上清液。

③使细胞重新悬浮，加入固定液4mL混匀，室温静置20min，然后1 000r/min离心

10min。同样方法再固定一次，弃上清液，留约 0.5mL。

④将制备的细胞悬液滴于冰冻的载玻片上、干燥、用 10% 吉姆萨染色液染色 20min，取出清洗，自然干。

⑤在低倍镜下选择分散良好、细胞为破裂的中期分裂相细胞，观察并记录染色体结构异常和数目异常细胞。染色体结构畸变包括染色体型和染色单体型断裂、缺失、断片和重排以及环状染色体和粉碎性染色体。染色体数目畸变有整倍体性畸变和非整倍体性畸变。

（四）实验结果

每只动物观察 100 个中期分裂相细胞，计算畸变细胞率。各实验组畸变细胞率与阴性对照组相比较，差别有显著性意义，并有剂量－反应关系，或某一剂量组呈现可重复的并有统计学意义的增加，则此受试物的小鼠骨髓染色体畸变实验阳性。

（五）注意事项

①染色体畸变实验中使用的秋水仙碱是较强的致癌物，操作者要注意自我防护，以免出现意外。

②低渗是染色体畸变实验的关键，控制好时间，做出分散良好的染色体标本，关系到结果的准确性。

③染色体畸变的形式多样，也有很多假阳性的表现，选择畸变标准也十分重要。

四、微核实验

微核实验是检测染色体或有丝分裂损伤的一种遗传毒性实验方法，用微核实验来评价药物、有毒物质等对人体细胞或体外培养细胞遗传学损伤是一个直观有效可行的方法，在遗传毒理、医学、食品、药物、环境等诸多方面得到了广泛的应用。

（一）实验目的与原理

掌握哺乳动物骨髓细胞微核制片技术及识别和计数微核的方法，并对受试物进行评价。

微核实验是一种用哺乳动物骨髓细胞微核出现率来测定致突变作用的方法。如果由于污染环境中的各种理化因子的作用，使分裂间期细胞染色体受到某种损伤，在中期就会视察到染色体断裂。在进入分裂后期，这种断片落后于向两极移动的染色体而滞留在赤道板附近。当其他染色体分别形成子细胞核时，这些落后的残留断片就形成了微核，其表现在间期细胞的细胞质中，出现一个或几个圆形或杏形结构，其直径相当于细胞直径的 1/5 ~ 1/20。

（二）实验材料

本实验所用实验材料包含实验试剂和实验动物。实验试剂有小牛血清、吉姆萨染色液、Sorensen 缓冲液、0.1% 吖啶橙贮备液和 cllvaine 缓冲液。

小鼠是微核实验的理想动物，体重为 18~22g，每个实验组和对照组至少要用雌雄动物各 5 只，如果在实验程序中，处理后有几个采样时间，则每组、每次应处死 10 只动物。

(三)方法与步骤

1. 染毒

实验动物的染毒是实验的关键步骤，需要设计好染毒剂量和给药方法。剂量可根据预试结果来决定，也可在受试物的 1/2~1/30 LD_{50} 内选择 3 个剂量。并设阴性对照(溶剂)和阳性对照(环磷酰胺)。受试物通常一次投与。当所有剂量在骨髓中并不显示细胞毒效应时，才可采用多次重复的处理方式。多采用经腹腔与经口染毒，但其他合适的给药方式亦可使用。

2. 取样

用最高剂量的受试物一次处理实验动物时采样时间应与该实验反应高峰时间一致，但这一最佳时间随受试物不同而异，因此当用高剂量时，至少要安排 3 次骨髓采样。第一次采样不早于处理后 12h，此后间隔一定的时间采样，但最后一次不迟于处理后 72h。

3. 制片

以颈椎脱臼处死小鼠，前者剪取两根股骨，剔净肌肉用纱布擦掉附在股骨上的血污和肌肉。剪掉股骨头，露出股骨腔，用装有针头的注射器吸取小牛血清(约 0.6mL)并插入骨髓腔将骨髓细胞洗入离心管中，离心(1 000r/min，5min)。弃去上清液，留少量血清悬浮后进行涂片。涂片后的标本用甲醇固定 5min(即使当日不染色，也应固定后保存)，染色法有吉姆萨染色法和吖啶橙荧光染色法。

4. 观察和计数

吉姆萨染色时，嗜多染红细胞(PCE)呈灰蓝色，成熟红细胞(NCE)呈橘黄色，微核呈深蓝色或紫红色；而吖啶橙荧光染色时，PCE 发橘红色荧光，NCE 无荧光，微核发亮绿色荧光。一个 PCE 中出现两个或更多个微核时，仍按一个微核细胞计算，对每只动物至少计数 1 000 个 PCE，求出有微核的 PCE 出现的频率。作为对骨髓增殖抑制的指标，再求出 PCE 在红细胞中的百分比。

(四)实验结果

实验结果均以如下表格形式表示。

受试动物	动物性别
受试物名称	受试物剂量
标本编号	观察日期
观察者	片号
观察 PCE 数	有微核的 PCE 数
MNPCE%	PCE%
平均微核率 MNPCE%	
平均 PCE%	

（五）注意事项

微核实验的干扰因素很多，为了保证实验的科学性和结果的准确性，在实验中需注意以下几方面：

①实验过程中使用的所有注射器、离心管、滴管、移液管、试管等材料必须洗涤干净，并在低温保存。

②离心后上清液留的多少关系到涂片上细胞分布的疏密程度，要求涂片薄而均匀，细胞之间互不重叠。

③在 0.004% 柠檬酸浸的时间不能太长。且并非所有涂片都要经 0.004% 柠檬酸处理。如果 PCE 和 NCE 已经很容易区分，则不必浸。

④在吖啶橙荧光染色时、制好的涂片经甲醇固定后，直接染色效果较佳。也可将涂片固定后保存，以后再染色观察。

如果染色后的片子保存的时间越长，则所需的染色时间越短，洗涤的情况视荧光的染色状态而异。染色状态用低倍镜进行观察，标准荧光染色的核应该发出亮绿色荧光，细胞质为红色强荧光。

如果细胞核产生的荧光中有一些带红，说明洗涤不充分，还须继续洗涤，直至发出绿色荧光为止。另一方面，如果核呈绿色荧光，而细胞质所发出的荧光非常弱，说明洗涤时间太长，需要再进行染色。

⑤大鼠、小鼠的年龄对微核实验的敏感性无实际差异，只是成年和老年动物骨髓内脂肪多，影响制片质量和观察。青春期动物骨髓中 PCE 数量多，故用出生后 7~12 周龄的小鼠较为适宜。

用微核实验来评价药物、放射线、有毒物质等对人体细胞或体外培养细胞遗传学损伤仍是一个直观有效可行的方法，在遗传毒理、医学、食品、药物、环境等诸多方面得到了广泛的应用。微核计数经济、迅速、简便，不需要特殊技能，可以统计更多的细胞并实现计算机自动计数。若采用核型稳定的细胞，确立统一的操作协议，进行实验室间的合作建立数据库，应用探针技术的微核实验很可能被纳入遗传毒理学实验。

五、显性致死试验

显性致死试验是检测受试物诱发哺乳动物性细胞染色体畸变所致胚胎或胎儿死亡的遗传毒性实验方法。

（一）实验目的与原理

哺乳动物生殖细胞显性致死突变实验是用于检测整体哺乳动物生殖细胞遗传性损伤的实验，学习和掌握显性致死实验的评价方法对于了解受试物毒性作用的规律和时间有重要的意义。

显性致死突变的发生主要由于生殖细胞染色体的交联、断裂和移位所致，只对雄性动物进行染毒，然后观察在一个精子发育周期中各阶段雌鼠早期死亡胚胎发生率的改变，推测该受试化学毒物是否对雄性生殖系统具有损害作用以及损害发生的敏感阶段。

（二）实验材料

溶剂可根据受试化学毒物的理化性质选择蒸馏水、生理盐水、食用油或二甲基亚砜。阳性对照物可选取环磷酰胺、三亚乙基醚胺或乙基甲磺酸酯。采用性成熟的大鼠或小鼠，多用小鼠。要求小鼠体重 30～35g，大鼠体重 200～300g。

（三）方法与步骤

1. 剂量与分组

染毒剂量可选择在 $1/10～1/3LD_{50}$ 之间，最高剂量应能使受试动物出现毒性症状或降低繁殖能力，也可设置为人体实际接触剂量的 100 倍。一般急性实验采用一次接触受试物，亚慢性实验接触受试物可采用每日 1 次，连续 7d，慢性实验可将受试物混入饲料中饲喂动物 3 个月。实验应同时设定阳性对照组和阴性对照组。阳性对照组可用环磷酰胺 30mg/kg，每日一次，连续染毒 5d。阴性对照组给予等量不含受试物的溶剂。

2. 动物处理

选择健康的性成熟动物，随机分组，雄性动物每组 10 只，雌性动物每组 20 只。雄性动物从最后一次接触受试物的当天起与未接触过受试物并从未生育过的雌性动物同笼交配 1 周，第二周更换另一批同样数量的雌性动物同笼交配，如此连续进行交配，小鼠可进行 8 批，大鼠 12 批。

3. 观察与解剖

雌雄动物同笼后，雌性大、小鼠以检查出阴道栓的时间作为妊娠第 0d，在小鼠妊娠第 14d、大鼠妊娠第 16d，将其处死，剖腹取出子宫，检查并记录两侧子宫内的着床数、早死胎、晚死胎和活胎数。

（四）实验结果

1. 受孕率、平均着床率和平均早期死亡胚胎的计数

$$受孕率 = 受孕雌性动物数/交配雌性动物总数 \times 100\%$$
$$平均着床率 = 着床胚胎总数/受孕雌性动物数 \times 100\%$$
$$平均早期死亡胚胎数 = 早期死亡胚胎数/受孕雌性动物数$$

这 3 个指标分别反应了受试物不同的作用时间。

2. 结果评价

平均早期死亡胚胎随着受试物剂量的增高而增加，即具有剂量－反应关系，并有统计学意义，即可判定该受试物在本实验系统中的实验结果为阳性。如果受试物不具有剂量－反应关系，则可认为该受试物的实验结果为阴性。

六、程序外 DNA 合成试验

程序外 DNA 合成(UDS),又称 DNA 修复合成,是指 DNA 受损后,发生在正常复制合成期(S 期)以外 DNA 的修复合成。

(一)试验目的与原理

通过程序外 DNA 合成能够了解程序外 DNA 合成实验的基本原理,掌握实验的操作步骤、试验结果分析及评价方法,不论是原核细胞还是真核细胞,都具有一系列酶学修复机制,可使由外源性理化因素所致的 DNA 损伤得以修复。这种 DNA 修复合成发生在 S 期以外,故称为程序外 DNA 合成。

程序外 DNA 合成就是测量损失 DNA 的切除修复合成,因此,程序外 DNA 合成的水平反映了理化因素对 DNA 分子损伤作用的程度。

(二)试验材料

1. William 氏培养液 E(WME)

完全 WME 培养液由 10% 小牛血清加入 2mmol/L L-谷氨酰胺及 125μg/mL 庆大霉素配制而成。不完全 WME 培养液即不含小牛血清的 WME 培养液。

2. Hank's 液(无 Ca^{2+} 和 Mg^{2+})

准确称取 NaCl 8.0g、KH_2PO_4 0.06g、KCl 0.4g、$NaHCO_3$ 0.35g、$NaHPO_4 \cdot H_2O$ 0.06g、酚红 0.02g,溶于 1 L 双蒸水中。

3. 2-乙酰胺基芴(2-AAF)$2 \times$ mol/L(400 μg/mL)或黄曲霉 B1(AFB1)$2 \times$ mol/L(60 μg/mL)。

4. 固定液

1 份乙酸与 3 份乙醇混合配制。

5. 显影液

核-4 乳胶于 42℃水浴熔化后,将等量热蒸馏水倾入乳胶液中,继续置 42℃水浴中用玻璃棒徐徐搅拌,等待 10~20 min,使气泡逸出(现用现配)。

(三)方法与步骤

1. 原代培养肝细胞的制备

取成年雄性 Fischer 344(F344)大鼠(体重 150~300g),使用前用 0.5mmol/L EGTA 和 Hank's 氏液灌注肝脏 4min。用含 100 单位 I 型胶原酶的不完全 WME 液灌注肝脏 10min。然后取出肝脏用无菌钢梳刮下肝细胞,或是将肝脏剪成小块后放在灭菌的细胞筛上,用注射器的橡胶垫研磨肝脏,使其变成单细胞,将其放入含胶原酶的不完全 WME 培养皿中。

置37℃培养箱中孵育10min后，1 500转离心3min，除去培养液中的胶原酶，将肝细胞再放入完全WME液中计数，在一系列培养皿中，各放一个25mm的塑料圆盖片，每皿3mL完全WME液中接种大的0.5×10⁶个细胞。放在二氧化碳浓度为5%的37℃培养箱中，1.5h左右使细胞贴壁，弃去未贴壁的细胞，用PBS冲洗3次再加2.5mL完全WME液，置37℃培养箱中培养2d备用。

2. 染毒与标记

将已准备好的生长在盖片上的肝细胞置于含有-TdR（4μg/mL）及不同浓度的受试物或对照化合物的培养基中。置37℃培养20h。

用Hank's液充分洗涤，再用1%枸橼酸钠处理10min。随后用乙醇－冰醋酸（3:1体积比新鲜配制）固定液在4℃过夜。置空气中干燥，用少量中性树胶将盖玻片粘于载玻片上。将有细胞的那面朝上，置40℃烘24h。

3. 放射自显影处理

放射自显影处理的全过程需在暗室中于安全红灯下或暗盒中进行。

①将市售的核-4乳胶在临用时作1:1稀释以获得乳胶层。取适量的核-4乳胶于一支狭长玻管中（玻管直径应可容载玻片插入）。核-4乳胶的用量根据1:1稀释后在玻管中的高度足以浸没垂直插入管中的玻片。与此同时，将玻片置于水浴平台上预热。

②将铺有细胞的玻片逐片垂直地浸渍于稀释乳胶中约5s。徐徐将玻片提出，并用纱布或擦镜纸将玻片背面的乳胶拭去。然后将玻片移入保持在29℃的温箱中约4h，待乳胶干燥。

③将玻片置于一内置干燥剂的玻片盒中。玻片盒用黑色避光纸包裹，使之完全不透光，装入一塑料袋中置4℃冰箱中曝光10d左右。曝光结束后，将玻片置于玻片架上，19℃D-170显影液中显影5min，定影液漂洗2min，再在F-5定影液中定影10min。用蒸馏水漂洗30min，把水沥去，在空气中干燥。

4. 细胞染色

可在放射自显影处理前用2%地衣红冰醋酸染液。或在显影后用吉姆萨染液染色。将玻片用乙醇及二甲苯脱水透明后，盖片封固。

5. 结果观察

在油镜下，观察各样本乳胶层中细胞核中的银粒数（NGs）和细胞浆中的银粒数（CGS）。每个平行样至少计数50个细胞。对于特别小或特别大的细胞核及人为现象造成的细胞显影，不计在内。

（四）实验结果

目前使用比较普遍的是用净核银粒数（NNGs）作为评价程序外DNA合成的指标。

净核银粒数（NNGs）=细胞核中的银粒数（NGs）－细胞浆中的银粒数（CGs）

净核银粒数（NNGs）的升高不仅仅是净核银粒数（NGs）的升高，而且常常伴随着细胞浆中的银粒数（CGs）的下降。如果净核银粒数（NNGs）的升高没有伴随净核银粒数（NGs）的升高，一般不能判定结果为阳性。而应该结合其他的因素下结论，对结果的判断应十分慎重。由于细胞核中的银粒数(NGs)和细胞浆中的银粒数(CGs)受受试物浓度、氚标记的脱氧胸腺嘧啶核苷的活性、标记时间、乳胶型号和稀释程度、放射自显影曝光时间、计数方法等因素的影响,所以很难给出一个共同的结果判定阈值。

综合分析实验所得到的结果,可任意选择以下两种方法中的一个进行实验结果阳性与否的评价:两种以上相邻的受试组中如果出现净核银粒数(NNGs)呈现剂量依赖性增高,而受试组净核银粒数(NNGs)的增高与对照组相比差异有统计学差异,可判断是阳性结果;根据实验的可重复性、浓度 – 效应关系和细胞毒性(尤其是 CGs 的减少)等指标作出综合评价。

(五)注意事项

①受试物溶液应尽可能配制在生长培养基中,并尽可能少地使用有机溶剂,在必须使用时应尽可能使用低浓度。实验中所使用的溶剂浓度在所有实验组的培养基中均应保持一致。

②在定影结束之前,应尽量避免使用安全红灯,最好是在全暗的条件下处理,避免产生阳性干扰。

③对于十分明确的阳性结果可以不做重复实验,但应有实验结果明确阳性的证据。对实验结果不明确时,必须进行重复实验。重复实验应是独立的、并对原实验设计进行相应的修改。

七、姐妹染色单体交换实验

姐妹染色单体交换实验(SCE)是检测外源化学物质所致的染色体同源位点上 DNA 复制产物互换频率的实验方法,遗传学终点是原发性 DNA 损伤。

(一)实验目的与原理

5-溴脱氧尿嘧啶核苷(BrdU)是胸腺嘧啶的类似物,在 DNA 复制过程中,取代了胸腺嘧啶的位置而渗入新合成的 DNA 链中。在 BrdU 存在条件下,细胞经过两个分裂周期后,两条染色单体的 DNA 双链在化学组成上将出现差别,一条染色单体的 DNA 双链之一含有 BrdU,而另一条染色单体的 DNA 双链都含有 BrdU。经差别染色后,可观察到两条明暗不同的染色单体。

(二)实验材料

双抗溶液(取青霉素钠盐 40 万单位和硫酸链霉素 0.4g,溶于 40mL 灭菌的双蒸水中)、10^{-4}mol/L BrdU(避光保存,秋水仙素 10^{-4} mol/mL)、D-Hank's 液(NaCl 8.0g、KCl 0.4g、$Na_2HPO_4 \cdot H_2O$ 0.06g、KH_2PO_4 0.06g、$NaHCO_3$ 0.35g、酚红 0.02g,溶于 1L 双蒸水中)、2.5g/L 胰蛋白酶(称取 0.25g 胰蛋白酶,溶于 100mL D-Hank's 液,待完全溶解后,抽滤除菌,分装,低温冰箱保存)、2×SSC 溶液(称取 NaCl 17.53g、柠檬酸三钠 8.82g 溶于 1L 蒸馏水中)。

（三）方法与步骤

1. 以 CHL 细胞为材料

调 CHL 细胞为 3×10^5/mL，37℃培养 24h。加入受试物 30min 后，洗去受试物和对照物，加入 BrdU 的完全培养液，避光继续培养 36h。收获前加入终浓度为 10^{-6}mol/mL 秋水仙素，培养 4h。用 0.25% 胰酶做成细胞悬液。加入预温 37℃的 0.075mol/L KCl 约 6mL，37℃低渗 15min，固定液 1mL 混匀，立即于 1 000r/min 离心 10min，弃上清液。加入固定液 4mL 混匀，室温静置 10min 后 1 000r/min 离心 10min。将标本于 37℃干燥箱中老化 24h，将染色体标本朝上并加一层擦镜纸，加 2×SSC 溶液，置 50℃左右水浴中用 15W 紫外灯距离 7cm 照射 20min，取出清水漂洗，自然干。pH6.8 磷酸盐缓冲液配制的 5% 吉姆萨染液染色 15min，37℃培养 24h，加入清水漂洗，自然干。

2. 以淋巴细胞为材料

取静脉血以肝素抗凝(80~120U/mL)，0.3mL 抗凝血于培养瓶，加入 PRMI1640 全培养基 4mL，PHA 0.25ng，加入 BrdU，37℃避光继续培养 48h。收获细胞前 2~4h 加入秋水仙素，最终浓度为 10^{-6}mol/mL。细胞离心做成细胞悬液。以下步骤同 CHL 细胞步骤。

（四）实验结果

①选择染色体展开良好、深浅染色分明并染色体数目正常的中期相，每剂量组至少观察 50 个中期相细胞，计数每个细胞染色单体中染色深浅交换次数。端交换 1 次，臂交换 2 次。

②以细胞为观察单位计算每剂量的均数及标准差，用方差分析、t 检验统计分析。

③结果判断和评价：至少有一个计量的 SCE 频率超过溶剂对照组的 2 倍，并有剂量-反应关系或可重复出现，即为强阳性。若 3 个剂量的 SCE 值均超过正常值，并其中一个剂量 SCE 频率与溶剂对照组比较有统计学意义($P < 0.05$)并有剂量-反应关系，可判为弱阳性。

（五）注意事项

为了保证实验的科学性，细胞培养实验所用水均为双蒸水；细胞培养技术应注意无菌操作，培养用液体和器材应灭菌消毒；热处理时标本上的滤纸，应保持湿润。

第六章 食品生殖与发育安全性评价

生殖是使种族延续的各种生理过程的总称。生殖过程一般是指从配子形成直到胎儿娩出的整个过程，因此具有广泛的含义，其中包括精子的发生、卵的形成、配子的释放、受精、卵裂和胚泡发育、着床、胚胎发生、胎儿发育、分娩。而胎儿的娩出也并不意味着胎儿发育成熟的终止，从广义上说还应包括胎儿娩出后的新生儿期、哺乳期、直到性成熟的整个过程。

从20世纪70年代起，我国已开始了对药品、农药、食品添加剂和环境污染物的致畸研究，并把致畸实验、生殖毒性实验列为新药、农药、食品及首次进口化学品的安全性毒理学评价的重要组成部分。

第一节　生殖与发育安全性评价实验设计的要点

生殖与发育毒性研究的目的是揭示化学品/药品对哺乳动物生殖发育的任何有害影响，并将研究的结果与所有可以得到的其他药理学和毒理学资料联系起来，以推测对人可能造成的生殖危险。实验设计一般考虑如下 3 个方面。

一、动物选择

原则上应选择动物体内代谢途径与人类相似，胎盘结构也基本与人相近，妊娠期短而一致，产仔数多，而且自发畸形率较低的实验动物。为此，多选用啮齿类大鼠。大鼠受孕率高，每窝产仔 10 只，易于得到足够标本数；而且经验证明，大鼠对大多数外来化合物代谢过程，基本与人类近似。选择健康成年未曾孕产的大鼠，体重 200g 左右。此外，用大鼠获得的实验结果也有可比性，并积累了大量的背景资料。兔因为也有较多的背景资料和比大鼠更接近人的代谢类型而作为优先使用实验动物。

二、接触选择

1. 剂量

一般应先进行预实验，预实验的目的是找出引起母体中毒的剂量。根据预实验结果确定正式实验剂量。至少设 3 个组观察剂量－反应关系。高剂量组原则上应使部分母体出现毒性作用，如体重减轻、阴道出血、流产等，大多数情况下，每天 1 000mg/kg 为最大给药限量。低剂量组不应引起明显的毒性作用。中剂量组应在高、低剂量之间按等比级差设置，应引起最小毒作用。实验结果应提供最高未观察到有害作用水平的剂量，否则应对该受试物重新进行研究。

2. 接触途径

应与人的接触途径相同，如果拟用途径有多种，若研究提示不同给药途径的药代动力学特点(包括分布)类似，建议采用暴露量较高的给药途径。

3. 频率

接触频率一般是一日一次，每日在相同时间染毒，并按体重调整染毒剂量，但应参考药代动力学参数等增加或减少给药次数。

三、对照组

对照组为实验组接触途径、频率相同的最大容量的赋形剂。对赋形剂要求是性质稳定，不产生副作用等。当赋形剂可能产生作用或影响受试物的作用时，应另设空白对照组。此外，根据具体情况考虑是否设阳性对照组，如新的动物系统、较长时间未进行过实验等。

第二节 三段生殖安全性评价实验

一些外源性化学物（如食品添加剂等）人类反复接触，与仅在患病期间使用的药品不同，欲查明其对生殖的影响，仅做一组实验是不可能的。对于大多数化合物来说，三段生殖毒性实验设计通常是适当的。

三段生殖毒性实验由生育力和早期胚胎发育毒性实验（一般生殖毒性）、胚体－胎体毒性实验（致畸实验）、出生前和出生后发育毒性实验（围生期毒性实验）三部分组成，具体图解如图 6-1 所示。

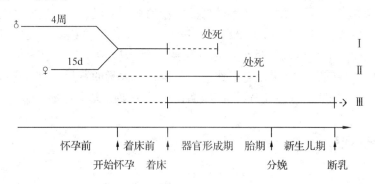

图 6-1　三段生殖实验图解

Ⅰ. 生育力和早期胚胎发育毒性实验　Ⅱ. 胚体－胎体毒性实验（致畸实验）　Ⅲ. 出生前后发育毒性实验

为方便实验描述，可将一个完整生命周期过程分成以下几个阶段：

A. 从交配前到受孕（成年雄性和雌性生殖功能、配子的发育和成熟、交配行为、受精）。

B. 从受孕到着床（成年雌性生殖功能、着床前发育、着床）。

C. 从着床到硬腭闭合（成年雌性生殖功能、胚胎发育、主要器官形成）。

D. 从硬腭闭合到妊娠终止（成年雌性生殖功能、胎仔发育和生长、器官发育和生长）。

E. 从出生到离乳（成年雌性生殖功能、幼仔对宫外生活的适应性、离乳前发育和生长）。

F. 从离乳到性成熟（离乳后发育和生长、独立生活的适应能力、达到性成熟的情况）。

一、生育力和早期胚胎发育毒性试验（一般生殖试验）

生育力和早期胚胎发育毒性试验包括上述生命周期的 A 阶段和 B 阶段，对雌性和雄性动物由交配前到交配期直至胚胎着床均给与受试物，以评价受试物对动物生殖的毒性或干扰作用。

（一）实验目的与原理

生育力和早期胚胎发育毒性试验主要用于评价化学物质对配子成熟度、交配行为、生育力、胚胎着床前阶段和着床等。

雌性包括对动情周期、受精卵输卵管转运、着床及胚胎着床前发育的影响；雄性包括对性欲、附睾精子成熟度等功能性影响。

雄、雌性动物分别于交配前28d、14d给药，雄性动物给药需持续整个交配期，雌性给药需一直持续到胚胎着床。通过检测给药期间外源化学物质对早期胚胎发育的潜在影响，来判断外源化学物质的生殖毒性。

（二）实验材料

1. 仪器与设备

电子秤、生物显微镜、解剖器具(剪刀、镊子、板)、眼科剪及眼科镊、烧杯、量筒、吸管、滴管、玻璃棒、试管及试管架、滤纸、血细胞计数板、标本瓶、EP管、擦镜纸、恒温培养箱、包埋机、切片机。

2. 实验动物

至少采用一种动物，推荐用大鼠。所选动物来源应具有较好的商业信誉，动物质量控制程序及遗传背景检测系统。动物数应满足数据分析的需要，通常每组大鼠不少于20只。为使实验的历史对照数据稳定可靠，历次实验最好选用同一供货商。

3. 试剂

石蜡、过碘酸、雪夫氏溶液、苏木素、乙醇、二甲苯、透明液、生理盐水、硫化铵、甲醇、伊红、精子营养液。

（三）方法与步骤

1. 动物饲养及给药

（1）动物饲养　最好在清洁级或是 SPF 级环境下饲养动物，饲料的营养应达到标准。动物单笼饲养，自由取食和饮水。室温 22℃，相对湿度40%。如采用人工照明，应12h明，12h暗。换气次数应达到每小时15次。

（2）给药途径　原则上采用拟临床给药途径。口服制剂宜采用灌胃法，因这种方法给药量准确。然而，某些制剂无法采用临床给药途径，只能选用近似临床给药途径。

（3）给药时间与频率　一般情况下，交配前给药期可定为雄性动物4周，雌性动物2周；雄性动物给药期应持续整个交配期直至被处死，雌性动物至少应持续至胚胎着床（妊娠6~7d）。应对交配前给药期长短的选择进行说明并提供依据。

2. 动物交配处理

建议雌雄动物按1:1交配，交配时间为2周。将雌鼠放入雄鼠的饲养笼中，次日清晨于悬笼的底盘检查有无脱落的阴栓。大鼠阴栓呈米粒状、乳黄色。雌性动物在妊娠15d处死,雄性动物在交配成功后处死。

3. 观察指标

观察雌性亲代体征和死亡情况、体重变化、摄食量和阴道涂片检查。剖检所有亲代动物,保存肉眼观察出现异常的器官;保存所有动物的睾丸等脏器;计数附睾中精子数并进行精子形态和活力检查;检查计数雌性的黄体数,活胎、死胎、吸收胎并计算着床数。

(四)实验结果

综合对 F0 代观察的各项指标和参数,用合适的统计方法分析和评价。在分析对胎体的影响时,应考虑各组受影响的窝数比;每窝受影响胎体的组平均百分率;受影响胎体总数比。

(五)注意事项

在对生殖与发育毒性的实验结果进行推理统计时,应以窝为单位;在两代生殖毒性实验中,以亲代交配的双方,而不是以胎体或新生仔为比较的实验单位。

二、胚体－胎体毒性试验(致畸试验)

受孕动物胚胎着床后,在进入胎儿体细胞及器官分化期给予受试物,可检测其对胎仔的致畸作用。

(一)实验目的与原理

希望通过胚体－胎体毒性试验了解包括上述生命周期的 C 阶段至 D 阶段,妊娠动物自胚胎着床至硬腭闭合给药,评价药物对妊娠动物、胚胎及胎仔发育的影响。

大鼠胚胎着床到硬腭闭合即受孕 6 ~ 15d 期间通过给药来检测外源性化合物对妊娠母体和胚胎与胎仔发育的有害效应。评价内容包括妊娠动物较非妊娠雌性动物增强的毒性、胚胎胎仔死亡、生长改变和结构变化等。

(二)实验材料

1. 仪器与设备

电子天平、显微镜、放大镜、游标卡尺、解剖剪、解剖镊、眼科剪、眼科镊、解剖盘、胎仔固定板、双面刀片、标本瓶等。

2. 动物选择

试验通常采用两种动物:一种为啮齿类动物,推荐用大鼠;另一种为非啮齿类动物,推荐用家兔。应说明动物选择的合理性。妊娠动物数应满足数据分析的需要,通常大鼠不少于 20 只/组,家兔不少于 12 只/组。雌性宜用性成熟的,未交配过的动物。

3. 试剂

KOH 溶液、乙醇、茜素红、透明液、Bouin's 液、阿利新蓝染液。

（三）方法与步骤

1. 给药

由胚胎着床到硬腭闭合给药，大鼠为妊娠 15d 给药。致畸试验除阴性对照外，应设阳性对照组。阳性对照大鼠可用乙酰水杨酸、环磷酰胺或维生素 A。阴性与阳性对照组的作用分别是为自发畸形的发生和该批实验动物在实验条件下的敏感性提供资料。

2. 动物处理

分娩前处死并检查雌性动物，检查所有胎仔的存活和畸形情况，最好是每窝分配50% 的胎仔进行骨骼检查。至少应对 50% 的大鼠胎仔进行内脏检查。评价胎仔的内脏和骨骼异常时，若高剂量组与对照组无显著性差异，一般不需要对中、低剂量组动物进行检查。

3. 观察指标

试验期间观察妊娠动物的体征和死亡情况、体重和体重变化、摄食量和其他毒性研究中已证明有意义的指标。剖检所有成年动物，保存肉眼观察出现异常的器官、计数黄体数，活胎、死胎、吸收胎并计算着床数、胎仔体重，胎仔顶臀长、胎仔异常、胎盘肉眼观察。

（四）实验结果

对母体的重点评价包括：体重、体重变化、食物消耗量和母体毒性体征及母体畸胎出现率等。对胎体影响的评价应包括：受影响的窝数比、每窝受影响胎体数的组间均数、受影响的胎体总数比、畸胎率和某单项畸胎率等。

三、出生前和出生后发育毒性试验（围生期毒性试验）

围生期毒性试验检测从胚胎着床到幼仔离乳给药对妊娠/哺乳的雌性动物以及胚胎和子代发育的不良影响。由于对此阶段所造成的影响可能延迟，试验应持续观察至子代性成熟阶段。

（一）实验目的与原理

研究的周期包括上述生命周期中的 C 阶段至 F 阶段，检测从胚胎着床到幼仔离乳给药对妊娠/哺乳的雌性动物以及胚胎和子代发育的不良影响；由于对此阶段所造成的影响可能延迟，试验应持续观察至子代性成熟阶段。评价内容包括妊娠动物较非妊娠雌性动物增强的毒性、出生前和出生后子代死亡情况、生长发育的改变以及子代的功能缺陷。

大鼠妊娠 15d 起至幼仔出生后 21d 期间给药，通过这段时间的接触来检测外源性化合物在整个神经发育阶段染毒对仔代出生后发育的潜在影响。

（二）实验材料

1. 仪器与设备

多功能电子天平、解剖刀，尖头、圆头解剖剪、直头、弯头解剖镊、解剖盘、烧杯、量筒、吸管、注射器、滴管、试管。

2. 动物选择

至少采用一种动物，推荐用大鼠。妊娠动物数应满足数据分析的需要，通常大鼠不少于 20 只/组。

3. 试剂

生理盐水、甲醇、伊红、KOH 溶液、乙醇、茜素红、透明液、Bouin's 液、阿利新蓝染液。

（三）方法与步骤

1. 给药

雌性动物给药期应从胚胎硬腭闭合至哺乳结束，大鼠为妊娠 15d 至离乳。该阶段试验并不完全包括由离乳期至青春期阶段给药，也不研究育龄期缩短的可能性。为了检测可能用于婴幼儿和儿童期药物的不良影响，选择特定年龄段子代直接给药，进行相关试验研究。

2. 动物处理

雌性动物分娩并饲养其子代至离乳，每窝选择雌、雄子代各 1 只，饲养至成年，然后进行交配检测其生殖能力。

3. 观察指标

试验期间观察亲代体征和死亡情况、体重及体重变化、摄食量和其他毒理研究中已证明有意义的指标、妊娠期、分娩。剖检所有成年动物、保存肉眼观察出现异常的器官、着床、畸形、出生时存活的子代、出生时死亡的子代、子代出生时体重、离乳前后的存活率和生长/体重，性成熟程度和生育力。功能试验目前未规定专门的试验方法，鼓励对感觉功能、反射、运动能力、学习和记忆的检测方法进行探索。

（四）实验结果

综合亲代（F0）和子代（F1）各项指标观察的结果，对围生期给药的毒性及影响程度作出综合评价。评价内容请参考一般生殖试验和致畸试验。

第三节 一代和多代生殖试验

对食品添加剂、农药以及环境污染物等一些外源性化学物，仅做三代生殖毒性试验是不够的，应进行多代生殖试验。

除了家兔的胚体–胎体发育试验外，上述各段试验均可联合成一代或多代研究以代替分开进行的每段试验。一、二或三代生殖试验是按直接与受试物接触的成年动物的代数规定的。

一、一代生殖毒性试验

一代生殖毒性试验是指仅亲代（F0 代）动物直接接触受试物，子一代（F1）将在母体子宫内及经哺乳接触受试物。例如，将生育力研究和出生前后研究的染毒期合并，雄性在交配前 4 周，雌性在交配前 15d 直至断乳接触受试物，就构成了一个典型的一代生殖毒性研究（即 A ~ E 阶段的评价）（图 6-2）。

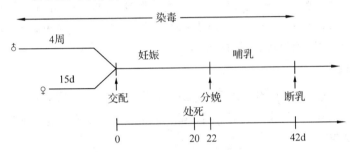

图 6-2　一代生殖毒性试验图解

（一）实验目的与原理

观察外源化学物对实验动物整个生殖过程是否具有毒性作用，观察期为一代，可了解外源化学物对受试动物的性腺功能、性周期、交配行为、受孕能力、妊娠过程、分娩及哺乳过程的影响。

为研究受试物的生殖毒性作用，亲代（P）雄性动物精子形成期，雌性动物卵泡发育期、交配期、妊娠期和授乳期直接接触受试物，子代（F1）在母体子宫内和经哺乳间接接触受试物。雄鼠 5 ~ 8 周龄后给予受试物至交配期止，共 8 ~ 10 周，可反映其经血睾屏障后对生殖细胞的毒性作用。雌鼠卵细胞发育过程需 4 ~ 5d，至少给药 3 个性周期才能使其作用于整个交配期所排出的卵子，因此，性成熟的亲代（P）雌性动物交配前 2 周开始给予受试外源化学物直至授乳期止。

（二）实验材料

显微镜、解剖镜、注射器、放大镜、游标卡尺、玻璃标本瓶、镊子、剪刀、恒温水浴锅、平皿，吸管和棉签。透明液 A（甘油 20mL、蒸馏水 77mL、2% KOH 3mL）、透明液 B（甘油 50mL、蒸馏水 47mL、2% KOH 3mL）、透明液 C（甘油 75mL 蒸馏水 25mL）、阿里新兰乙醇溶液（阿利新蓝 100mg、70% 乙醇 1 000mL、冰醋酸 50mL）、茜素红贮备液（冰乙酸 5mL、甘油 10mL、1% 水合氯醛 60mL 配成混合液，取适当茜素红边加边搅拌，直至饱和为止）、茜素红应用液（取茜素红贮备液 1mL 加入 1% KOH 至 1 000mL）、Bouin′固定液（苦味酸饱和液 75mL、甲醛 20mL、冰乙酸 5mL）。实验动物首选大鼠。数量要求可进行统计学处理，一般为 10 只。

（三）方法与步骤

1. 剂量

一代生殖毒性试验的接触剂量一般分为分高剂量、低剂量和中剂量 3 组，每个剂量组的设定主要依据三段生殖安全性评价的试验结果确定。同时，设生理盐水或是溶剂阴性对照组和有确切作用的阳性对照组。

2. 接触

一代生殖毒性试验的接触途径应该与人类实际接触的途径相同，也可以研究经口、皮肤或呼吸道。雌性动物在交配前 15d 开始给予受试物，在整个妊娠和哺乳期皆给予同样剂量，具体剂量根据实验动物的体重确定。

3. 观察指标

一代生殖毒性试验的观察时间可分为两个阶段：第一个阶段是在雌性动物受孕后第 19 ~ 20d，观察受孕和致畸作用；第二个阶段是出生后第 21d，对母鼠授乳情况和幼鼠发育情况进行观察。

（四）实验结果

在一代生殖试验中使用的评价指标中最常用的指标是受孕率、分娩率、出生存活率和哺乳存活率。交配指数就是成功受孕的雌性动物占所有参与交配的雌性动物的比例；受精指数是指与雄性动物交配受精的雌性动物数占所有与雄性同笼的雌性动物的比例；受孕率是所有发生妊娠的雌雄动物数占参与交配的雌性动物的比例；正常分娩率是指正常分娩的雌性动物占所有发生妊娠的雌性动物的比例。活产率是指出生时活产的胎仔数占出生的所有胎仔的比例；妊娠率是指妊娠出生活胎的雌性动物数占所有受孕雌性动物的比例。出生后第 4d 幼仔存活率可称为出生存活率，第 21d 幼仔存活率可称为哺育存活率。具体如下：

$$交配指数（\%）= \frac{阴道检出精子的雌鼠数}{用于交配的雌鼠数} \times 100\%$$

$$受精指数（\%）= \frac{与雄性交配受精的雌鼠数}{与雄性同笼的雌鼠数} \times 100\%$$

$$受孕率（\%）= \frac{妊娠的雌鼠数}{交配的雌鼠数} \times 100\%$$

$$正常分娩率（\%）= \frac{正常分娩雌鼠数}{妊娠的雌鼠数} \times 100\%$$

$$活产率（\%）= \frac{出生时活产的胎仔数}{胎仔的总数} \times 100\%$$

$$妊娠率(\%) = \frac{妊娠出生活胎的鼠数}{受孕的鼠数} \times 100\%$$

$$出生存活率(\%) = \frac{出生后4d存活仔数}{胎仔总数} \times 100\%$$

$$哺育存活率(\%) = \frac{21d断乳时的仔鼠存活数}{胎仔总数} \times 100\%$$

二、两代(多代)生殖毒性试验

两代、三代及多代生殖毒性试验的原理基本相同,具体研究方法可按照图6-3所示类推,一般来说三代以上即可称为多代。

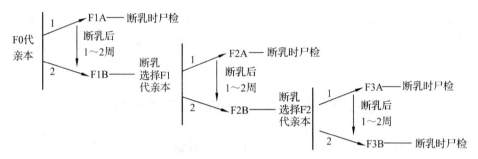

图6-3 多代(含三代)生殖毒性试验图解

(一)实验目的与原理

观察受试物在两代、三代及多代生殖毒性试验中对亲代生殖全过程和子代(F1)整个生长、发育和生殖过程的影响。

为研究受试物在整个生命周期中对实验动物生殖和发育的毒性作用,亲代(P)雄性动物5~8周龄后给予受试物至交配期结束,共持续8~10周,亲代(P)雌性动物交配前2周开始给予受试物直至授乳期结束。子一代(F1)动物断乳后给予受试物,雄鼠至交配完成止,雌鼠历经交配期、妊娠期、授乳期。子二代(F2)在子一代(F1)母体子宫内和哺乳期间接接触受试物。

(二)实验材料

显微镜、解剖镜、注射器、放大镜、游标卡尺、玻璃标本瓶、镊子、剪刀、恒温水浴锅。透明液、阿里新兰乙醇溶液、茜素红贮备液、茜素红应用液、Bouin固定液。实验动物首选大鼠。数量要求可进行统计学处理,一般为10只。

(三)方法与步骤

1. 剂量分组

同一代生殖毒性试验。子一代(F1)断乳后染毒剂量与亲代(P)相同,其中雄鼠持续染毒至与雌鼠交配成功，雌鼠染毒至 F2 断乳为止。

2. 接触方式

雄鼠给予受试物染毒 10 周，雌鼠 2 周后交配，一半孕鼠分娩前一天处死，检查胎鼠形态与器官结构的异常，另一半继续染毒至子代断乳处死。子一代（F1）断奶后持续给予受试物，直至性成熟开始交配、受孕和哺乳期，以保证子二代（F2）通过胎盘和乳汁接触受试物。

3. 观察指标

同一代生殖毒性试验，对 P、F1 和 F2 代的各项指标分别进行观察与计算。

（四）实验结果

多代生殖毒性试验可看作对处于繁殖期动物的毒性筛选试验，它强调的是检测针对生殖的影响，对检测与生殖和发育有关的生理变化的结果而发生的一般毒效的增强也是有用的。

第四节　生殖安全性评价的检测方法

生殖安全性评价的检测方法主要由雄性生殖毒性试验和雌性生殖毒性试验、致畸试验和繁殖试验 4 部分组成。

一、生殖毒性试验

（一）雄性生殖毒性试验

检测雄性生殖毒性很可能需要持续重复暴露，因为与雄性生殖系统相关的许多内分泌和生化反应的干扰作用，很少在一次暴露于某毒物后发生。大多数试验都是损伤性的，因而仅限于动物而通常不能用于人。目前评估某外源化学物是否对精子发生产生有害作用主要有两个比较有意义的方法：① 睾丸形态学评估；② 精子发生的功能评估。进行这些评估要检测精子发生/睾丸形态学是否异常，各阶段生殖细胞是否有变性以及正常的精子释放是否受到损害。

1. 精子计数/活力

（1）实验目的与原理　精子数是雄性性功能的一项重要指标，可提供有关精子发育与成熟方面的粗略信息。计数的同时也可以评估精子活力。

通过获得附睾组织内的精子，显微镜下计数并按活力分级观察评价精子的活动能力。

（2）实验材料　大鼠、解剖显微镜、解剖器械（剪刀、镊子）、眼科器械（剪刀、镊子）、精子营养液、血细胞计数板、离心机、恒温培养箱、水浴锅、显微镜。

（3）方法与步骤　取一侧附睾迅速称重后，置于 1mL 精子营养液中，剪碎附睾，在

37℃下孵育 15~20min，然后取少许精子悬液，充入血细胞计数板，在 25~30℃ 条件下，用高倍镜观察精子活动度。记录 200 个精子，计算精子活动率。整个过程在 10min 内完成。60℃血细胞计数板加热数秒钟，杀死精子，用与红细胞计数相同的方法，进行精子计数，然后根据每只附睾的重量和稀释倍数，求出每 10min 附睾所含精子数。

（4）实验结果　按照精子泳动状态将其分为 4 级：Ⅰ级（活动力良好）：精子活动良好，呈直线游动；Ⅱ级（活动一般）：精子活动比较活泼；Ⅲ级（活动不良）：精子运动迟缓，原地打转；Ⅳ级（死精子）：有精子形态，但无活力。

2. 精子形态观察

对雄性功能的影响除了要求精子数量正常、活力与活率达标，还要看精液中的精子形态是不是正常。如果精子形态异常，将会影响男性的生殖能力。

（1）实验目的与原理　精子头部和尾部的形态学改变可影响精子运动和穿透卵细胞的能力。

精子通过伊红染色在显微镜下可观察其形态。

（2）实验材料　大鼠、解剖显微镜、解剖器械（剪刀、镊子）、眼科器械（剪刀、镊子）、擦镜纸、甲醇、伊红、生理盐水、载玻片、盖玻片。

（3）方法与步骤　取一侧附睾置于生理盐水中，剪碎，用 4 层擦镜纸过滤后，做精子悬液涂片、空气干燥、甲醇固定。用 1% 伊红染色 1h，自来水淋洗，干燥后在高倍镜下观察精子形态，每鼠计数 1 000 个精子。

（4）实验结果　畸形精子包括无定形、无钩、香蕉形、胖头、双头、尾折叠，双尾等类型。观察计算畸形精子百分率。

3. 精子穿透试验

精子穿透试验是测定精子质量的常用方法，是检验宫颈黏液中是否存在抗精子抗体的一项重要试验，精子穿透试验同样可以客观地反映精子的活动力，判断雄性动物生育能力是否有问题。

（1）实验目的与原理　受试动物的精子使去透明带的金黄地鼠的卵子受精，以综合评价外来化学物质对精子受精能力的影响。

哺乳动物受精过程中物种专一性主要表现在卵子的透明带上。获能及顶体反应是所有哺乳动物受精过程的先决条件。

（2）实验材料　实验动物首选大鼠。数量要求可进行统计学处理，一般为 10 只。超净台、解剖显微镜、相差显微镜、恒温培养箱、解剖器械（剪刀、镊子）、眼科器械（剪刀、镊子）、离心机、金黄地鼠、绒毛膜促性腺激素（HCG）、获能液、胰酶、离心管、培养皿等。

（3）方法与步骤　发情后 10d 金黄地鼠常规超排卵，解剖镜下获取卵子后将其移入 0.1% 胰酶溶液中，胰酶消化直至透明带消失后取出卵子。精子获能后（精液离心后弃上清，加获能液重悬培养 3h）离心去上清，调整精子浓度为 $5 \times 10^6 / L$ 后，取 100mL 悬液和 10~20 个卵子于培养皿内，培养箱内孵育 3h。相差显微镜下观察精子头部，肿大有尾为阳性，正常且周围有白圈为附着精子。

(4)实验结果　计算受精卵百分比，大于等于20%为能育精子，小于或等于10%为不育，11%～29%为功能低下。

4. 睾丸中标志酶活性的测定

睾丸中酶含量和活性的改变是生殖毒性的敏感指标之一，可以简便且可靠地反映出外源化合物对睾丸功能的损害。睾丸中主要的生物酶有乳酸脱氢酶同工酶-X(LDH-X)、山梨醇脱氢酶(SDH)和6-磷酸葡萄糖脱氢酶(G6PD)。现以乳酸脱氢酶同工酶-X为例介绍睾丸中标志酶活性的测定方法。

(1)实验目的与原理　LDH-X活性与精子的发育、成熟有关，在精子母细胞的减速分裂、分化和成熟精子的能量代谢过程中起重要作用。因此，LDH-X活性测定可以作为评价精子质量的指标。

LDH-X催化乳酸脱氢生成丙酮酸，使辅酶I(NAD$^+$)还原为NADH，酚嗪二甲脂硫酸盐(PMS)将NADH的氢传给硝基四口坐氮蓝(NBT)，使其还原成紫蓝色化合物而显示出酶的有色区带。

(2)实验材料　实验动物首选大鼠。数量要求可进行统计学处理，一般为10只。解剖显微镜、解剖器械(剪刀、镊子)、眼科器械(剪刀、镊子)、离心机、离心管、PBS、生化分析仪、LDH-X酶。

(3)方法与步骤　睾丸在PBS中捣碎制成匀浆，4 000r/min离心40min分钟后取上清，生化分析仪器测定酶活性。

(4)实验结果　测得结果通过计算得到乳酸脱氢酶同工酶－X活性，与正常对照组比较评价精子发育情况，如果结果没有统计学差异，即可认为受试物对乳酸脱氢酶同工酶－X活性没有影响，如果结果与正常对照组之间有统计学差异，甚至各剂量组之间有剂量反应关系，则可认为受试物对乳酸脱氢酶同工酶－X有影响。

5. 雄性激素检测

(1)实验目的与原理　睾丸除了具有生成精子的能力还具有分泌雄性激素的功能。雄性激素是睾丸中产生的主要性激素，睾丸的功能主要靠卵泡刺激素(FSH)、促黄体生成素(LH)和睾酮(T)来维持和调节。通过对雄性激素的检测，达到评价外源性化合物对雄性生殖能力的影响程度。

以睾酮(T)为例，采用放射免疫法(即利用同位素标记的与未标记的抗原，同抗体发生竞争性抑制反应的方法)检测激素的变化。

(2)实验材料　大鼠、解剖显微镜、解剖器械、眼科器械(剪刀、镊子)、水浴锅、聚苯乙烯试管、放射免疫试剂盒(包含T标准品、同位素T、抗体、分离剂、血清等)。

(3)方法与步骤　通过内眦静脉取大鼠静脉血，分离血清后移入聚苯乙烯试管中，按照试剂盒操作说明进行加样。加样结束后室温放置15min，3 500r/min离心30min，计数。

(4)实验结果　标准曲线，实验组数据与标准曲线对比评价雄性生殖能力。

6. 雄性生殖器毒性病理检验

(1)实验目的与原理　通过观察检验外源性化合物对睾丸等组织的变化，评价其对雄性生殖器官及组织的损伤程度。

睾丸、附睾、前列腺以及精囊的质量和大小的改变常是接触有害化学物质的明显征兆。睾丸组织最易受到外来化学毒物的侵害，因此在亚慢性或慢性动物试验中，常用病理组织学的方法检查睾丸组织形态的变化。

(2)实验材料　大鼠、解剖显微镜、解剖器械、眼科器械、乙醇、透明液、石蜡、包埋机、切片机、电子天平、PBS、Bouin's 液、伊红、苏木素、过碘酸、雪夫氏溶液。

(3)方法与步骤　处死动物后器械摘除睾丸、附睾和附属性器官；称量脏器质量；Bouin's 液固定；组织块修切，标准组织处理法脱水、透明、浸润和石蜡包埋；切片刀切片，片厚 5μm；睾丸和附睾 PAS-H 染色，其他组织 HE 染色。

(4)实验结果　显微镜下拍照观察病理染色的结果与正常对照组比较，发现受试动物的睾丸及其附属器官的微观组织或细胞是否出现了病理性损伤，如生精细胞细胞质、细胞核的变化等。

7. 显性致死实验

(1)实验目的与原理　显性致死试验是通过给予雄性动物受试化学物，将其与未经受试物处理的雌性动物交配，观察雌性动物早期胚胎死亡情况，以评价受试物是否对雄性动物的生殖有损害作用的试验。

哺乳动物生殖细胞，受到损伤发生突变后，往往不能与异性的生殖细胞结合，即失去结成合子的能力。由于此种损害在 F1 代即可表现，故称为"显性"，这种毒性作用可以表现在雌性也可以表现在雄性动物身上。

(2)实验材料　大鼠、解剖显微镜、解剖器械(剪刀、镊子)、眼科器械(剪刀、镊子)。

(3)方法与步骤　10d 大鼠给药 5d 后按 1∶2 雄雌比例与正常大鼠交配，每周交配一次，连续交配 10 次。14d 后处死雌鼠。观察指标为早期胚胎死亡，即观察子宫中活胎、死胎及吸收胎等。

(4)实验结果　根据观察结果，可算出雌鼠的受孕率、平均着床数等。综合观察结果可以评定受试物对雄性动物性功能的影响。

本方法系采用哺乳动物进行试验，较接近人体实际情况，主要观察指标为胚胎早期死亡，即观察子宫中活胎、死胎及吸收胎等数目，易于观察试验技术容易掌握，不需要复杂的设备条件。缺点是不够灵敏，只有较大剂量，精细胞严重损伤，才能引起胚胎早期死亡。

(二)雌性生殖性试验

雌性生殖系统的主要功能是保障生物繁衍传代。在哺乳类动物中，它包括卵巢及其附属器官，如输卵管、子宫及阴道。外来化学物质对雌性生殖系统的损伤主要表现在对雌性卵巢功能的干扰。对雌性哺乳动物生殖过程的评估要比雄性复杂得多。卵巢功能包括生殖功能(卵细胞的发育、排卵、黄体形成)和内分泌功能(雌激素和孕激素等性激素的生成和分泌)。现以发情周期的观察为例进行介绍。

1. 实验目的与原理

正常大鼠或小鼠每一发情周期 4~5d。通过对发情周期的观察，检测外来化学毒物对卵巢功能的影响程度。

阴道上皮细胞，由于新陈代谢，不断地脱落和再生。随着卵巢激素的变化，脱落的阴道上皮细胞类型和形态也呈现周期性变化。逐日连续观察可了解卵巢功能状况是否正常。

2. 实验材料

大鼠、解剖显微镜、解剖器械(剪刀、镊子)、眼科器械(剪刀、镊子)、生理盐水、棉花。

3. 方法与步骤

在灭菌的平皿中倒入灭菌生理盐水，将小棉拭子插入灭菌盐水内使棉花蘸湿，抓牢受试动物，将棉拭子伸入其阴道，轻轻擦拭阴道壁，拭取阴道分泌物，得其涂布于滴有一滴生理盐水的载玻片上，置显微镜下观察脱落细胞，详见表6-1。

表6-1 大鼠或小鼠发情周期阴道脱落细胞情况

阶　　段	持续天数/d	阴道涂片细胞情况
发情前期	0.5~1.5	较多的圆形有核上皮细胞，常见出现少量无核的角化上皮细胞，无白细胞
发 情 期	1	主要为角化上皮细胞，有时混有圆形有核上皮细胞，细胞分散不成堆
发情后期	1.2~2	大量的角化上皮细胞，常聚集成堆
发情间期	2~4	大量散在的白细胞，有时混有少量圆形有核上皮细胞

观察细胞应在较暗的光线下进行。涂片经甲醇固定后可用伊红、美蓝或苏木素伊红染色。

4. 实验结果

显微镜下见到的胞体最小且有多形核的是白细胞；涂片上大的、扁平多角形、没有核或有一个小核的是角化上皮细胞；圆形有核上皮细胞是标准的上皮细胞，呈圆或卵形，有清晰的细胞质，核深染，位于细胞的中央部位。

5. 注意事项

正式实验前，对实验动物连续作阴道脱落红细胞观察 8~12d，按每组 10 只选出发情周期正常的受试动物。试验处理开始后对阴道脱落细胞的观察至少25d。统计分析各组动物发情周期平均持续天数，将各处理组与对照组比较，如有周期异常表现(发情周期延长或缩短)，应进一步明确主要是周期中哪一期的改变或发情周期停滞在哪一期。

二、致畸实验方法

母体在孕期受到可通过胎盘屏障的某种有害物质作用，影响胚胎的器官分化与发育，导致结构和机能的缺陷，出现胎仔畸形。因此，在受孕动物胚胎着床后，并已经开始进入细胞及器官分化期时给予受试物，可检测该受试物对胎仔的致畸作用。

（一）实验目的与原理

借助动物实验检测外源化合物能否通过妊娠母体引起胚胎毒性或后代畸形。通过致畸实验可以确定一种受试物是否具有致畸作用。通过观察妊娠母体在敏感期（器官形成期）接触受试物后胚胎及胎仔的发育状况来评价某种外源化学物有无致畸作用。

雌鼠妊娠 7~15d 时接触外源性化合物，分娩前 1~2d 杀死小鼠后进行各项指标的检测。

（二）实验材料

1. 仪器与设备

电子天平、显微镜、放大镜、游标卡尺、解剖剪、解剖镊、眼科剪、眼科镊、解剖盘、胎仔固定板、双面刀片、标本瓶等。

2. 动物选择

致畸实验中动物的选择，除参照毒性实验中选择动物的一般原则，即食性和对受试物代谢过程与人类相似、体型小、容易饲养和繁殖以及价廉外，还应特别注意妊娠期较短、产仔数多和胎盘结构与人类接近且自发畸形率较低等特点。首选大鼠，也可采用小鼠或家兔。

3. 试剂

KOH 溶液、乙醇、茜素红、透明液、Bouin's 液、阿利新蓝染液。

（三）方法与步骤

1. 剂量分组

至少设 3 个实验组，一个对照组。一般高剂量组可选雌鼠 LD_{50} 的 1/3~1/5，低剂量组取 1/30~1/50LD_{50} 的剂量；也可以亚慢性毒性实验中的最大无作用剂量为高剂量，以其 1/30 为低剂量；最高剂量组要求为可以引起母体轻度中毒，即进食少、体重减轻、死亡不超过 10%；最低剂量组不应观察到任何中毒症状；中间剂量组可以允许母体出现某些较轻的中毒症状，其剂量与高、低剂量呈等比关系。还有建议以人体实际接触量为低剂量，以此剂量的 3~5 倍为高剂量。

在高、低剂量之间再插入一个中间剂量组。阴性对照组为受试物的溶剂。常用的阴性对照物有敌枯双、五氯酚钠、脒基硫脲或乙酰水杨酸等做阳性对照物。

2. 接触方式

受试动物接触外源化合物的方式与途径应与人体实际接触情况一致，一般多经口给予，雌鼠妊娠的第 7~15d 染毒，常用灌胃方式。实验期间每 2~3d 称取孕鼠体重。通过体重变化可观察受试动物的妊娠情况和胚胎发育情况。

受孕鼠的体重如果持续增长，则表示妊娠过程及胚胎发育正常，如受孕鼠的体重停止增长甚至出现下降的现象，可能由于受试物的毒性作用或通体的其他原因，引起胚胎死亡或流产。

3. 动物交配处理

雌雄按1:1或2:1同笼交配。次日早晨阴道图片检查精子或检查阴栓，即确定为妊娠第0d，常用实验动物妊娠期和致畸敏感期如表6-2所示。将查处的孕鼠按随机分组的原则分组，大鼠每组10～20只。

表6-2 常用实验动物妊娠期和致畸敏感期（平均）

动　物	妊娠/d	致畸敏感期（妊娠天数）/d
金黄地鼠	16	4～14
小鼠	20	5～15
大鼠	21	6～15
兔	31	6～18
猫	63	5～12
狗	63	8～28
豚鼠	68	11～20

4. 动物剖检

鼠类有食畸形胎仔的习性，应在其分娩前1～2d处死母鼠进行检查。剖检前称量并记录母鼠最终体重。常采用颈椎脱臼法或断头处死法处死动物。

从腹中线剖腹，暴露子宫和卵巢，为胎仔检查做准备，胎仔活产、死亡和吸收的特征如表6-3所示。

表6-3 胎仔活产、死亡和吸收的特征

	颜　色	器官外形	自然运动	对机械刺激的反应	胎　盘
活产胎仔	肉红色	完整成形	有	有运动反应	红色，较大
晚期死胎	灰红色	完整成形	无	无运动反应	色灰红，较小
早期死胎	乌紫色	未完整成形	无	—	暗紫
吸收胎	暗紫或浅色点块	不能辨认胚胎	—	—	不能辨认胎盘

注意观察有否子宫腺（或称蜕膜瘤）。子宫腺是受精卵着床子宫内壁局部受刺激，组织增生而形成的微小突起，其生长与着床后果无关，故胚胎着床后死亡，子宫腺则为评价结果的唯一标志。

摘出子宫连同宫内胎仔一起称重，称为"窝重"。剖开子宫及羊膜，逐个钳住，剪断脐带，取出胎仔，剥离下胎盘，称胎盘质量。

5. 胎仔检查

（1）胎仔外观检查　将处死的实验动物剖腹暴露子宫，做下列检查记录：①鉴定检查活胎数、早期死胎数、晚期死胎数和吸收胎数；②记录性别、体重、身长、尾长和全窝胎盘总量；③对活胎仔由头部、躯干、四肢和尾部进行外观检查。

肉眼可见的主要外观畸形见表6-4、表6-5 所示，有些畸形是同时出现的，有些畸形是单独出现的。

表6-4　致畸实验中可见的主要外观畸形

头 部	躯 干	四 肢	头 部	躯 干
无 脑	脊柱裂	前或后肢形成不全、短指(趾)	单鼻孔	卷 尾
脑膨出	脊髓膨出	多指(趾)	无 耳	短 尾
小 头	胸骨裂	少指(趾)	无颚或小颚	无 尾
颜面裂	腹 裂	畸形指(趾)	兔 唇	
开 眼	锁 肛	并指(趾)	无颌或小颌	

表6-5　常见的外观畸形

部 位	畸形及特征
头颅	脑突出：皮肤完整，但部分脑组织与脑膜通过颅骨，向外突出，在皮下形成肿块 露脑：头颅骨及皮肤均缺损，部分脑组织外露，小脑畸形 颅背柱裂：部分脑组织和脊髓露在外面
鼻	单纯性脑膜突出：皮肤完整、半透明，但充满液体，脑膜通过单孔鼻，鼻孔扩大
眼	眼小，无眼，开眼，眼异位
耳	无耳，小耳，耳异位
腭	腭裂(上腭中部裂开，腭腔与鼻道相通)
颌	颌小，无颌，无口，唇裂
肢	短肢，畸形足
趾	多趾，少趾，短趾，融合趾(并趾)
脊柱	脊柱裂，脊柱骨缺失(多发生于尾椎以上，躯干较正常短粗，脊柱侧凸)
脊髓	脊髓膜膨出(膨出处脊柱呈小泡状隆起)
腹部	脐疝，腹裂(腹腔中全部或部分内脏从裂开处露出体外)
尾	短尾，角形尾，螺旋状尾，无尾
肛门	肛门闭锁

（2）胎仔骨骼检查　一般是将每窝胎仔的1/2 或2/3 数量留作胎仔骨骼检查。一般状态好的胎仔制作的骨骼标本比较完整。具体方法如下：

①将胎仔放入75%～90%的乙醇溶液中进行固定，时间2～5d。

②固定好的胎仔置于1%的 KOH 溶液中3～10d，直至肌肉透明可见骨骼为止(期间可更换 KOH 溶液数次)。

③茜素红染色直至骨骼染色成桃红色或紫色为止，一般需要2～5d(可更换染色液数次)。

④经染色后的胎仔置于以下透明液中1～2d。若透明不够满意时，可适当延长在透明液中的时间。

⑤注意检查各骨骼的状态、大小、数量有无异常及骨化程度。致畸试验中可见的主

要骨骼畸形见表6-6、表6-7。

表6-6 致畸试验中可见的主要骨骼畸形或异常

头 部	躯 干	四 肢
颅骨化骨迟缓 （颅缝宽，边缘不清）	椎骨发育不全（缺损） 椎骨融合	肩胛骨发育不全 锁骨发育不全
枕骨化骨迟缓 （呈点状或哑铃状）	胸骨发育迟缓（缺失） 胸骨化骨提前	股骨发育错位 胫腓骨发育不全
颅骨化骨提前 （颅缝融合）	波状肋、融合肋、多肋或少肋、 肋骨化骨提前	肱骨发育不全、桡尺骨发育不全、 指趾骨化骨迟缓（无化骨点）

表6-7 常见的骨骼畸形

部 位	畸形及特征
颅顶骨	缺损，骨化迟缓（表现为囟门过大）
枕 骨	缺损，缺失
颈椎骨	缺损，椎弓不连续，骨化迟缓
胸 骨	缺损或消失，骨化迟缓，点状或不到正常的1/2
肋 骨	多肋（正常大鼠、小鼠有肋骨13对），少肋，短肋，分叉肋，波状肋，融合肋
腰 椎	缺失，分裂变形
四肢骨	多骨，缺失
尾椎骨	缺失，椎弓不连续，融合

（3）胎仔内脏畸形检查　将每窝胎仔总数的1/3左右放入Bouin's液固定2周。用自来水冲去固定液，将胎仔放在蜡板上切掉四肢和尾巴，采用徒手切片法检查内脏。常用4个切面：切面1（通过口经耳后做水平切面，检查颚与舌）；切面2（将切下的头部沿眼球中央垂直通过眼球做额状切面，检查眼及嗅球）；切面3（在切面2与鼻翼间做垂直额状切面，观察鼻道及鼻中隔）；切面4（切面2与后脑中间，即头部最大横上做垂直切面，检查脑、蛛网膜下腔及脑室）。胸腔、腹腔和盆腔检查：沿胸、腹壁中线和肋下缘水平线做"十"字切开胸腹，暴露胸腔、腹腔及盆腔内的器官，然后逐一检查肾脏、输尿管、膀胱以及睾丸、子宫等发育状况，具体见表6-8、表6-9。

表6-8 致畸实验中可见的主要内脏畸形或异常

头 部	胸 部	腹 部
嗅球发育不全	左位心	肝分叶异常
无脑	右大动脉弓	无 肾
脑室扩张	心房（室）中隔缺损	肾积水
脑室积液	食管闭锁	马蹄肾
无眼球	肺发育不全	输尿道积水
小眼球	肺叶融合	无膀胱
鼻中隔缺损	膈疝	无睾丸或无卵巢、子宫或子宫不全

表 6-9　胎鼠徒手切片检查内脏畸形

切片顺序	下刀部位和方向	横断面所见
1	从鼻孔下通过眼球中部向上切	大脑、侧脑室、眼球、鼻中隔、鼻腔
2	把嘴打开,从舌向口角下刀,向枕部切大脑	大脑间脑、延脑、下横断面看腭裂
3	齐下颌向颈后切	舌、鼻喉腔、延髓
4	从双肩上沿向颈后切	气管、食管、脊髓
5	从前肢剪断面中央向后切	气管、食管、脊髓
6	从前肢剪断面下沿向后切	肺、纵隔、心房、脊髓
7	从剑突下向后切	肺、心室、心室中隔
8	从脐至剑突间 1/2 处后切	肺、横膈
9	从脐向后切	肝、胃(小部分)
10	从腹股沟至脐间 1/2 处向后切	胃(大部分)、肝、十二指肠、肾上腺
11	在相当于髂骨前棘处向后切	胃(小部分)肝、肾、脾、胰、肠
12	不必切,用眼科剪解剖	生殖器、膀胱、肾

(四)实验结果

(1)母鼠妊娠期体重变化。

(2)平均着床数(%) = $\dfrac{怀孕母鼠数}{交配母鼠数} \times 100\%$

(3)平均活胎率(%) = $\dfrac{活产胎的总数}{怀孕母鼠数} \times 100\%$

(4)着床后死亡率(%) = $\dfrac{吸收胎数 + 死胎数}{着床数} \times 100\%$

(5)活胎仔平均体重、体长、尾长。

(6)畸形(外观、内脏及骨骼)总数。畸胎出现率,不同类别畸形出现率。

(7)畸胎出现率(%) = $\dfrac{出现畸形胎仔总数}{受检胎仔总数} \times 100$

(8)活胎仔畸形率(%) = $\dfrac{畸形总数(活胎)}{活胎仔总数} \times 100$

(9)母体畸胎率(%) = $\dfrac{出现畸胎的母体数}{妊娠母体总数} \times 100$

计算畸形总数时,同一胎仔出现一种畸形作为一个畸形计算,出现两种或两个畸形,则作为两个畸形计算,依此类推。根据上述指标计算结果,最后作出综合评定。将各项指标与对照组比较,统计学处理后,实验组母体畸胎率高于对照组,且活胎仔出现的畸形率显著高于对照组,且畸形的出现具有剂量-效应关系,方能判定受试化学物对受试动物具有致畸作用。按致畸指标一般把化学物致畸强度分为 3 级:10 以下为不致畸物,10~100 为致畸物,100 以上为强致畸物。

$$致畸指数 = \dfrac{母体 LD_{50}}{最小致死剂量}$$

三、繁殖实验

(一)实验目的与原理

通过繁殖实验既可了解外源化合物对实验动物的性功能、交配能力、受精能力、分娩、授乳等过程的影响，也能够判断外源化学物是否能够引起生殖功能障碍，干扰配子形成或直接损伤生殖细胞等。

实验过程中，大鼠接触受试外源性化合物 12d，待性成熟后开始繁殖第一代，第一代断乳后 10d 繁殖第二代。通过观察每代的各项指标与对照组的比较，来评价外源性化合物的毒性程度。

(二)实验材料

显微镜、游标卡尺、解剖器械、胎仔固定板、双面刀片、包埋机、切片机、Bouin's 液、伊红、苏木素、过碘酸、雪夫氏溶液。

健康刚断乳大鼠，每组雌鼠 20 只，雄鼠 10 只，至少设 2 个实验组和 1 个对照组。在继续的实验中用来交配的动物每种性别每组需要 25 只。

(三)方法与步骤

1. 剂量分组与接触方式

通常实验分 3 组，分别为对照组、低剂量组（可按最大无作用剂量的 1/30）、高剂量组（为最大耐受量或有胚胎毒性的剂量）。必要时也可在高剂量和低剂量组之间增设一个中间剂量组。

在进行繁殖实验的过程中实验动物接触受试外源化学物的途径应与人类实际接触的途径相同。一般是将受试外源化学物加入动物的饲料或饮水中，亲代和子代染毒方式和投予剂量应相同。

2. 动物交配处理

在实验开始时，让实验动物先摄入受试化学物 12 周，性发育成熟开始交配，所生仔鼠为第一代。每代交配两次，第一次生仔 F1a 断乳后 10d 再使亲代进行第二次交配，生仔为 F1b。

3. 观察指标

对每代第一窝仔鼠断乳后观察 3 个月，记录出生时和断乳时的存活率、体长、尾长。在喂养期间观察一般健康情况、摄食量、性成熟情况及死亡率等指标。对每代的第二窝仔鼠主要观察交配成功率、受孕率、正常妊娠率、幼仔出生成活率、幼仔哺乳成活率，分别反映动物的交配、受孕、胚胎发育、分娩和哺育幼鼠成活情况。

为了同时观察有无畸胎出现，可在每代第二次交配时，选出部分受孕雌鼠 10 只，在分娩前 2d 剖腹取出胎仔，观察有无畸形。

（四）实验结果

将实验组动物各观察指标统计结果与对照组动物进行比较，如实验组动物在交配、妊娠、幼仔存活、幼仔发育等方面受到影响，说明受试化学物对动物生育繁殖功能有损害作用。

第五节　发育毒物预筛试验

一、体内预筛试验

（一）实验目的与原理

通过简单的体内预筛试验来评价新生实验动物存活、生长和畸形的情况，从而了解受试外源化学物的发育毒性。

大多数实验动物出生前受到的损伤都会在出生后表现为存活力下降和/或生长的障碍。因此，仔鼠出生后，观察其外观畸形、胚胎致死、生长迟缓等发育毒性表现，就可达到筛选指标的目的。

（二）实验材料

显微镜、放大镜、游标卡尺、解剖器械、包埋机、切片机等仪器。生理盐水、Bouin's液、伊红、苏木素、二甲苯等溶液。动物用性成熟大鼠，雌雄各半，每性别每组至少10只。

（三）方法与步骤

1. 剂量分组与接触方式

一般至少用3个实验组和1个剂量组，剂量间隔2～4倍。

至少在交配前2周，两性别同时开始染毒，雄鼠持续染毒4周。雌鼠在整个研究期间经口染毒，交配前期、受孕、孕期和到分娩后4d，以交配期满14d计。

2. 动物交配处理

交配通常为1:1，雌、雄鼠固定搭配。雄鼠一般在染毒4周后处死，母鼠和仔鼠在分娩后4d处死，未孕雌鼠在最后一次交配后24～26d处死（图6-4）。

3. 观察项目

测定交配前至哺乳期间的食物消耗量，如果受试物是通过饮水给予时，还应每天测定此期间的饮水量。在染毒期每天观察毒性体征，研究期间死亡或终末处死的成年动物，应肉眼检查、称重并保存卵巢、睾丸、附睾和其他附件以及所有显示肉眼可见损伤的器官，Bouin's液固定，作组织病理学检查。仔鼠出生后，记录基本特征、外观以及

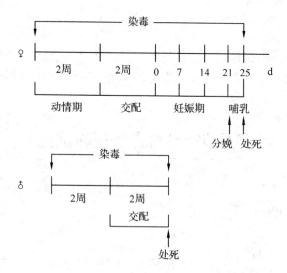

图6-4 生殖/发育毒性筛选试验图解

亲代和子代的任何异常行为。

（四）实验结果

根据观察到的毒性效应，尸检、肉眼和组织病理学发现，评价受试物的剂量与异常的发生和严重性之间的关系，包括大的损伤、证实靶器官、畸形、对生殖和仔鼠行为的影响等。

二、体外预筛试验

利用体外预筛试验对发育毒物的初筛，预测对整体动物的致畸性，发现致畸作用的靶器官。常见的体外预筛试验有以下几种方法。

1. 大鼠全胚培养

（1）实验目的与原理 在体外动态观察胚胎的正常生长发育和探索研究外源性化合物的致畸性、发育毒性及其机制。筛检致畸源，探讨剂量–反应和事件–效应关系。

9.5日龄大鼠胚胎在体外培养48h后，其生长发育和形态分化与体内同龄胚胎生长发育和形态分化之间差异无显著性。

（2）实验材料 解剖显微镜、冰箱、电子天平、滤器、恒温水浴箱、干燥箱、高压蒸汽消毒锅、超净台、解剖剪、止血钳、眼科剪和镊、离心管、注射器、培养箱、75%乙醇、青霉素和链霉素、乙醚。

（3）方法与步骤 取9.5日龄大鼠胚胎，剥去Reichert膜，在培养液中接触受试物，在孵箱中通气旋转培养48h后。观察心脏搏动和卵黄囊循环、轴向正常旋转在背凸位、尿囊和绒毛膜融合、眼囊和耳囊、前肢芽和3个鳃弓、前后神经管闭合及体节数目等胚胎发育情况，记录胚胎存活。

(4)实验结果　观察的指标可以反映胚胎生存(如观察胚胎心跳和血液循环)、生长发育(如测量卵黄囊直径)、组织器官形态分化的终点。

2. 器官培养

(1)实验目的与原理　器官培养能够保持器官或其他部分组织的结构和功能,如实质和基质;保持了细胞之间的相互关系。因此,具有评价外源性化合物对组织的毒性作用。

采用比成体器官更易生存的胚胎器官组织。选取什么阶段的胚胎器官进行移植和培养,要根据研究需要和器官本身的特性来决定。

(2)实验材料　培养液、解剖显微镜、培养箱、Bouin's液、阿利新兰染色、解剖器械、培养瓶、滤膜、转动装置、混合气体(O_2 45%、CO_2 5%、N_2 50%)、注射器、超净台。

(3)方法与步骤　利用胚胎肢芽腭板、后肾、肺、肝、正常发育的牙齿和其他器官进行。以肢芽为例,取12日龄小鼠胚胎,在体视显微镜下选用52~55体节数的胚胎,取下前肢,置于含受试物的培养液中,连续通气浸没旋转培养3d,Bouin's液固定,阿利新兰染色,制作肢体压片,检查肢体中软骨原基的发育与分化。

(4)实验结果　根据软骨的发育终点,评价外源性化合物对肢体的发育毒性。

3. 胚胎细胞微团培养

(1)实验目的与原理　通过体外胚胎细胞的培养,评价外源性化合物对胚胎细胞的生长、分化的影响。

外源性化合物对胚胎细胞影响可根据培养细胞成团数量、细胞外观形态及其细胞器的变化来确定。

(2)实验材料　培养液、显微镜、超净台、培养箱、培养皿、解剖剪、镊子、眼科剪和镊子、中性红、苏木精、阿利新兰。

(3)方法与步骤　从11日龄大鼠胚胎取得原代中脑细胞微团(CNS),肢芽区或其他区细胞微团,置于含有不同浓度受试物的培养瓶中,培养5d,用中性红判断细胞存活,用苏木精判断CNS分化数量,用阿利新兰判断肢芽软骨细胞的分化数量。

(4)实验结果　对得到的数据进行计算,求出影响终点的IC50。比较受试物组与对照组的数据及CNS分化程度,评价化学毒物的细胞毒性和发育毒性。

体外试验系统提供了宝贵的信息,使快速筛选致畸物成为可能。但它们缺乏发育过程的复杂性,也存在将这些试验结果外推到人的问题,这比常规动物实验对人的致畸危险的评估要困难得多。另外,这些试验系统均有待标准化及进行可靠性研究,故目前仅用于机制研究和筛查,尚未真正用于化学物的发育毒性的危险性评价。

第七章 食品致癌安全性评价

　　癌症是严重威胁人类健康和生命的疾病之一。在很多国家和地区，癌症导致的死亡率占所有死因的第二，甚至第一。医学面临的重大挑战是降低癌症的发生率和死亡率。癌症的病因很复杂，有遗传因素，也有环境因素等。癌症的病因学和发病学研究对阐明癌症的本质很有帮助，并且将有助于采取适当的措施，有效地预防和阻断癌症的发生。

第一节　基本概念

通过介绍人癌细胞的基因型特征、化学致癌机制、化学致癌物的分类的基本概念，来初步了解食品遗传安全性评价的内涵。

一、人癌细胞的基因型特征

据推测癌细胞中可能有 300 个以上的基因发生了改变。到目前为止，已有超过 50 个显性癌基因被鉴定；大约有 30 种家族性肿瘤综合征与肿瘤抑制基因有关。很多种实验方法已经证明癌细胞和相应的正常细胞之间在基因水平上的差异。肿瘤相关基因包括癌基因、肿瘤抑制基因及 DNA 保真性相关基因。癌基因的检测主要通过 DNA 转染实验。

二、化学致癌机制

对化学致癌作用的机制研究已有多年的历史，并形成了一些学派，主要有遗传机制学派和遗传外机制学派。遗传机制学派认为，外来致癌因素引起细胞基因的改变或外来基因整合到细胞基因中，从而导致癌变。遗传外机制学派认为癌症的发生是由于非基因改变机制引起的。化学致癌机制重要的学说有亲电子剂学说、体细胞突变学说、癌基因学说和癌变的阶段学说。目前认为，正常细胞经过遗传学改变的积累，才能转变为癌细胞，癌症的发生是多阶段过程，至少包括引发、促长和进展阶段。

三、化学致癌物的分类

IARC 对化学物质引起人类癌症危险性评价，是目前公认的权威性资料。IARC 根据对人类和对实验动物致癌性资料，以及在实验系统和人类其他有关的资料（包括癌前病变、肿瘤病理学、遗传毒性、结构－活性关系，代谢和动力学，理化参数及同类的生物因子）进行综合评价，将环境因子和类别、混合物及暴露环境与人类癌症的关系分为下列 5 类 4 组。

1. 致癌

组 1：对人类是致癌物。对人类致癌性证据充分者属于本组，如吸烟和二手烟。

2. 很可能致癌

组 2：对人类是很可能或可能致癌物。又分两组，即组 2A 和组 2B。组 2A：对人类很可能是致癌物，指对实验动物致癌性证据充分，但对人类致癌性证据有限。

3. 可能致癌

组 2B：对人类是可能致癌物，指对人类致癌性证据有限，对实验动物致癌性证据并不充分；或指对人类致癌性证据不足，对实验动物致癌性证据充分。

4. 未知

组 3：现有的证据不能对人类致癌性进行分类。

5. 很可能不致癌

组 4：对人类可能是非致癌物。

第二节　哺乳动物致癌试验

致癌性试验是药物非临床安全性评价中的重要内容，目的是考察药物对动物的潜在致癌作用，以评价和预测人体长期用药中的致癌风险。

一、实验目的与原理

哺乳动物致癌试验用来确定受试物对实验动物的致癌性、剂量-反应关系及诱发肿瘤的靶器官。如在 3 种遗传毒理学短期试验均得到阳性结果，可预测为遗传毒性致癌物；如在 3 种遗传毒理学短期试验均得到阴性结果，可预测为非遗传毒性非致癌物。

二、实验材料与方法

1. 实验动物

实验动物的物种和品系要求用两种实验动物，常规选用大鼠和小鼠，也可用仓鼠。在选择品系时应选择较敏感、自发肿瘤率低、生活力强及寿命较长的品系。致癌实验一般设 3 个实验组。每组雌雄各 50 只动物，希望在出现第一个肿瘤时，每组还有不少于 25 只动物。

2. 染毒途径

应尽可能模拟人体可能的暴露途径，主要途径有经口、经皮和吸入 3 种，应根据受试物的理化性质和接触方式选择确定。

3. 实验期限

一般情况下，实验期限小鼠和仓鼠应为 18 个月，大鼠为 24 个月；然而，对于某些生命期较长或自发肿瘤率低的动物品系，小鼠和仓鼠可持续 24 个月，大鼠可持续 30 个月。当最低剂量组或对照组存活的动物只有 25% 时，也可以结束实验。

三、结果与分析

1. 结果

每天观察受试动物一次，主要观察其外表、活动、摄食情况等。在实验最初 3 个月每周称体重 1 次，以后每两周称体重 1 次。经饲料或饮水给以受试物时，应记录食物消耗量或饮水量，以计算受试物的摄入量。观察时要注意有无肿瘤出现、肿瘤出现时间及死亡时间。

动物自然死亡或处死后必须及时进行病理检查，包括肉眼和组织切片检查。组织切片检查应包括已出现肿瘤或可疑肿瘤的器官和肉眼检查有明显病变的器官，应注意观察癌前病变。通过病理检查确定肿瘤的性质和靶器官。

2. 结果分析

在进行实验的两个物种两种性别动物中，有一种结果为阳性，即认为该受试物有致癌性。两个物种两种性别动物实验结果均为阴性时，方能认为未观察到致癌作用。

3. 注意事项

应根据药理学、重复给药毒理学、代谢、毒物动力学、给药途径等资料选择合适的物种。在缺乏某种明显的优先证据时，推荐选择大鼠。选择的实验方法应能为评价致癌性全面"证据权重"提供有价值的信息。选择实验方案的合理性应在报告中说明，并说明可利用的信息，如药效学、与人类暴露的比较或任何其他有关的信息。报告也应包括对该药品选择实验方案的优缺点的讨论。

第三节 与研究致癌作用有关的其他试验

哺乳动物致癌试验是标准体内试验，对于鉴定哺乳动物致癌物是关键性的试验，但其试验条件要求较高，人力、经费及时间耗费巨大，难以满足化学品安全性评价的要求。为此，发展了一些与研究致癌作用有关的其他试验。

一、用于致癌物筛选的短期试验

1. 基因突变试验

鼠伤寒沙门菌回复突变试验（Ames 试验），培养哺乳动物细胞 TK。

2. 染色体畸变试验

体外细胞系细胞遗传学分析，小鼠骨髓微核试验，大鼠骨髓染色体畸变试验。

3. 原发性 DNA 损伤

DNA 加合物，链断裂，DNA 修复诱导，SCE 试验。

二、哺乳动物短期致癌试验

哺乳动物短期致癌试验又称为有限体内试验，指时间有限（数月），靶器官有限。

1. 小鼠皮肤肿瘤诱发试验

于小鼠皮肤局部连续涂抹受试物，以观察皮肤乳头瘤和癌的发生，一般 20 周可结束试验，较敏感的小鼠为 SENCAR 小鼠。此试验也可设计为检测受试物的引发活性或促长活性。典型的引发剂为致癌性多环芳烃，促长剂为佛波醇酯（TPA）。

2. 小鼠肺瘤诱发试验

染毒途径常用腹腔注射，也可灌胃或吸入，一般 30 周可结束试验，观察肺肿瘤的发生。较敏感的小鼠为 A 系小鼠。此试验也可设计为检测受试物的引发活性或促长活性。典型的引发剂为乌拉坦，促长剂为二丁基羟基甲苯。

3. 大鼠肝转化灶诱发试验

对大鼠进行肝大部切除术后，给以受试物，一般可在 8～14 周结束试验，观察肝转化灶生成。肝转化灶是癌前病变，有 γ-谷氨酰转肽酶活性升高，G6P 酶和 ATP 酶活性降低，以及铁摄取能力降低。转化灶可用组织化学或免疫化学方法鉴定。此试验也可设计为检测受试物的引发活性或促长活性。典型的引发剂为二乙基亚硝胺，促长剂为苯巴比妥。

三、转基因小鼠在致癌作用中的研究

1. 转癌基因小鼠

与转录启动子连接的癌基因转入后可直接在某些特定的组织中高效表达，使该组织细胞处于引发状态，这类转基因动物是研究化学物致癌作用的敏感体系。携带癌基因的转基因动物可用于致癌试验，试验周期仅 3 个月左右，有希望发展成代替长期动物致癌试验的试验系统。

2. 肿瘤抑制基因敲除小鼠

P53-/-小鼠肿瘤的发生比正常小鼠增加而且提前。由于 P53-/-小鼠的肿瘤发生具有组织特异性，进一步研究这些肿瘤的遗传学基础有助于鉴定 P53 基因的功能。而半合子小鼠在出生后 6 个月内自发癌发生率低。

3. 转穿梭质粒的转基因动物小鼠

转入带有报告基因的穿梭载体是研究体内基因突变的转基因动物模型。常用的靶基因如 laeI、lacZ 可通过噬菌体体外包装等方法，从小鼠基因组内回收，再在大肠杆菌内检测靶基因突变，可为研究不同器官基因的自发突变和诱发突变的分子机制提供有效的方法。

第八章　食品神经和神经行为安全性评价

　　神经行为毒理学是研究环境中有害因素对正在发育的、成熟的和老化的神经系统产生不良影响的一门学科。目前认为，利用神经行为毒理学的方法研究外来化学物对机体的损害作用，检测中枢神经系统亚临床改变，并以此为指征确定外来化合物的阈剂量，可以为制定卫生限量标准提供较为灵敏的、早期的、严格的检测手段和实验依据。

第一节　基本概念

一、神经安全性评价

神经安全性主要研究暴露于物理、化学或生物因素下神经系统的变化。对神经安全的研究其实主要是对神经毒性的研究，也就是神经毒理学研究的范畴。神经毒理学主要研究食物中含有的毒物对人的神经系统毒性效应，包括神经毒物的代谢、毒物的损伤效应及特性，及其生化及分子生物学机理，以及神经细胞学及分子生物学机理等，由于神经细胞不能再生，神经安全性评价主要是通过动物实验研究。

二、神经行为安全性评价

神经行为安全性即神经行为毒性，是指各种各样的有害物质对神经行为方面所产生的有害影响。通常是指对感觉、学习和记忆、运动等中枢神经系统所造成的功能影响。神经行为毒理学作为心理学的一个分支，是研究神经行为安全性的方法之一。神经行为毒理学主要研究外源化学物，特别是低剂量慢性接触对人的神经行为，即人的心理功能的毒性效应，是评价化学物神经行为毒性的重要方法。随着神经行为毒理学方法的逐步完善，在神经行为安全性评价中受到越来越多地应用。因此利用神经行为毒理学对所摄入的有害物质进行神经行为安全性研究的过程就是对其进行安全性评价的过程。

三、神经与生物化学

在神经细胞内及细胞间持续进行的信息传递是脑行使其功能的基础，机制涉及多种具有特殊神经功能的蛋白质（如受体、离子通道、信使蛋白等）以及多种具有调控功能的化学物质（如中枢神经递质）。

1. 神经系统的生物化学特点

中枢神经系统主要由神经元和神经胶质细胞构成。神经元是神经组织的结构单位。神经元之间的相互作用以化学物质（神经递质）传递的方式进行，前一个神经元在神经冲动时从末梢向突触间释放神经递质，后者与突触后膜上的受体发生作用，引起一系列生理反应。由于中枢神经系统功能十分独特，其代谢亦具特点。

2. 能量代谢

在基础状况下，ATP/ADP 比值为 $10 \sim 20$，低于此比值，脑内腺苷激酶催化 2mol ADP 生成 1mol ATP 和 1mol AMP，增加可利用的 ATP，以应付急需。脑内 ATP 丰富时，肌酸激酶活跃，可生成磷酸肌酸而贮存能量。

3. 神经递质的生物化学基础

神经递质是神经系统进行信息传递过程的媒介物，是化学传递的物质基础。其主要特征为：神经细胞内合成，存在(贮存)于突触前神经末梢，在中枢呈不均一分布。在神经受刺激时释放，作用于突触后膜上的特异性受体。在效应细胞引起特定的功能改变或电位变化后，一段时间内迅速失活。直接外加于突触可引起与刺激神经同样效应，并可被特异性拮抗剂所阻断。

第二节 神经和神经行为安全性评价试验

近年来，随着经济的不断发展，在工农业生产中，人们使用的化学物质越来越多。目前人类接触的化学物质约有 5.6 万种，其中直接或间接用于食品的至少有几千种。这些化学物质有很多都对神经系统有毒性作用，因此对食品中的外源性物质进行神经和神经行为安全性评价是十分必要的。

一、微小透析膜法

微小透析膜法结合高效液相色谱电化学检测器系统(HPLC - ECD)，可使动物(主要是大鼠和小鼠)在无麻醉和无拘束状态下，动态监测脑特定部位的神经传递物质。

1. 实验装置组成及原理

实验装置主要是由样品采集及组织定位装置、灌流系统及测试部分等组成。其测定原理是在自然状态下，从动物的脑组织中某一部位插入探针，然后通过灌流液的流动，收集细胞外液，最后通过分析测试系统来了解细胞外流中神经递质的浓度及动态变化。

2. 脑组织定位的方法

依据大鼠定位解剖学图谱来对大鼠脑的任何一部位进行定位，此方法已经在国际上得到普遍的认同，并被许多科学家和研究者们所采用。

3. 微小透析膜方法的应用

目前，计算机化体层成像(CT)、正电子发射计算机断层显像(PET)、磁共振成像(MRI)等大型仪器的使用，可以测定脑波和细胞外电位活动等电生理指标。由于神经系统的活动变化很快，所以，神经递质释放量的神经化学的定量的研究就显得越来越重要了。现在这种方法已经逐渐被许多的研究领域所应用。例如，药物动力学、神经生理学、脑生物化学和帕金森氏病等的研究。同时，这种方法也正在不断地完善。

二、用分子生物学方法来测定特异性神经毒性物质的机制

由于哺乳类动物大脑组织遗传的多样性，可用重组 DNA 技术等来揭示神经系统基因的结构和功能。通过分子克隆和基因库筛选原则，推导出的一系列受体的氨基酸排列顺序。然后，这些受体在异种的细胞中被表达，并且对它们的功能进行体内研究，所

以，分子生物学技术的应用将在更高的水平上有利于对人体大脑功能的了解。

例如，三甲基锡是一种有机锡，它能特异性地与啮齿类动物大脑不对称性区域的神经元结合。在对照组大鼠的海马组织中，CA1-3 锥体细胞能表达一般神经元的标记物突触蛋白和海马中大量存在的一种神经元标记物 SNAP-25。随着神经毒物的给予，实验组的大鼠海马 CA1-3 神经元发生退化，推动了对突触蛋白和 SNAP-25 的免疫学反应性。

三、底物杂交技术

底物杂交技术可以分离出在 TMT 特异细胞中被表达的 cDNA。cDNA 文库是以特定的组织或细胞 mRNA 为模板，逆转录形成的互补 DNA(cDNA) 与适当的载体(常用噬菌体或质粒载体)连接后转化受体菌形成重组 DNA 克隆群，这样包含着细胞全部 mRNA 信息的 cDNA 克隆集合称为该组织或细胞的 cDNA 文库。cDNA 文库特异地反映某种组织或细胞中，在特定发育阶段表达的蛋白质的编码基因，因此 cDNA 文库具有组织或细胞特异性。这个 cDNA 的筛选主要用 Northern 印迹分析。

综上所述，为了更好地了解神经毒性作用的机制，最好的方法是采用行为、神经生物化学、组织学和分子生物学等技术方法联合应用。

第三节 神经行为安全性评价的应用

在食品原料的生产、加工、贮藏及运销各环节中，由于食品添加剂的不恰当使用、工农业生产中农药、兽药以及重金属等有害物质对食品的污染，都会给人体带来一定的危害。有一些化学污染物在低剂量时，不引起实验动物的病理组织学改变，但却能使动物功能和行为发生改变。因此，在美国、英国、法国、日本等国家化学物质安全性评价的有关法规中，规定了行为方面的测试内容。

一、神经行为安全性评价方法的选择原则

神经和神经行为安全性评价试验所采用的方法主要是生理学方法，主要研究以大脑为主的神经系统的生理和生化活动。大量的研究结果表明，有许多潜在神经毒作用的化学物质，在不引起明显形态改变的情况下，即可引起行为改变。

①神经和神经行为安全性评价试验所选择的测试方法和国际上现行的有关试验指南上所推荐的相符合。

②作为一个完整的神经和神经行为安全性评价试验，测试内容应包括感觉、运动、学习、反应性等有关方面。

③在进行神经和神经行为安全性评价试验时，测试应为无损害性，前后行为测试不产生相互干扰作用。

④神经和神经行为安全性评价试验的目的一般都是简便、易行、便于比较、适用于毒性筛选的目的。

⑤神经和神经行为安全性评价实验中所选用的方法应具有较高的敏感性、可靠性和推断作用。

二、神经行为安全性评价在食品安全性评价中的应用

1. 农药和重金属

农药毒性机制主要是作用于中枢和周围神经系统，它是食品中常见的污染物。许多研究表明，有机氯、有机磷、氨基甲酸酯类及拟除虫菊酯类农药都可以引起一种或多种行为的异常。鉴于我国目前使用较多的具有神经毒性作用的农药，重视和开展行为毒理学的研究工作，具有一定的现实意义。

一些重金属除了可引起急、慢性中毒外，还具有神经行为毒性作用，如镉、铅、汞、砷等。表现为运动能力障碍，学习记忆能力降低，同时动物发育迟缓，具有明显的行为致畸作用。所以，这些金属对食品造成的污染，将直接威胁人类健康。

2. 含酒精饮料对实验动物行为功能的影响

研究结果表明，含酒精饮料可以干扰胎鼠的正常发育，同时对学习记忆也有不良的影响。建议孕妇不宜大量饮酒，以防对胎儿产生潜在的影响。

以上仅仅举了一些行为毒理学在食品安全性评价中应用的例子。随着行为毒理学方法的不断完善、不断发展，相信会有越来越多的更简便、更敏感、更有效的评价方法。这些无疑会给今后行为毒理学的研究提出新的课题，同时也会对保护人类健康带来巨大的益处。

神经行为安全性评价的研究目前还比较少，当食物成分或其他的研究结果提示所研究的物质可能会提高或损伤大脑等中枢神经系统功能的时候才进行神经行为安全性评价。一般常用啮齿类动物做试验，有时也用猴子或狗来研究所研究的物质对智力的影响。

第九章　食品免疫安全性评价

　　食品中可能存在的有毒化学物质对机体的损害往往是多系统多方面的，鉴于机体免疫系统结构与功能的多样性及系统内复杂的免疫调节网络，免疫系统对食品中的很多外源化学物都是极为敏感的。一些研究表明，食品中的外源化学物作用于机体时，机体免疫系统功能变化常发生在其他毒性症状出现之前，提示测定机体免疫系统功能的改变可提高化学物质毒性检测的灵敏度，并能在早期发现中毒和及时采取防治措施。

第一节 基本概念

一、机体的免疫系统及免疫功能

免疫系统是动物机体长期进化形成的多功能防御系统，该系统具有保护动物抵抗外来病原感染、防止肿瘤形成和维护自身稳定的功能，包括免疫器官、免疫细胞以及免疫分子。免疫器官是由中枢淋巴器官、外周淋巴器官和三级淋巴组织组成。免疫细胞是指参与免疫应答的所有细胞，其主要包括淋巴细胞和髓样细胞。淋巴细胞是免疫系统的核心细胞，包括 T 细胞、B 细胞、自然杀伤细胞和自然杀伤 T 细胞。

二、外源化学物对免疫系统的影响

外源化学物对免疫系统的影响主要表现在 3 个方面，即免疫抑制、超敏反应及自身免疫反应。

1. 免疫抑制

免疫抑制是指内外因素所致免疫系统功能降低或消失的现象，凡具有免疫抑制的化学物质均能降低机体对细菌、病毒、肿瘤及寄生虫的抵抗力。

2. 超敏反应

超敏反应又称变态反应，即异常的、过高的免疫应答。即机体与抗原性物质在一定条件下相互作用，产生致敏淋巴细胞或特异性抗体，如与再次进入的抗原结合，可导致机体生理功能紊乱和组织损害的免疫病理反应。能够诱发超敏反应的抗原称为变应原或过敏原。

3. 自身免疫反应

自身免疫是指机体免疫系统对自身成分或细胞失去免疫耐受性，导致自身抗体或自身免疫效应细胞发生免疫应答的现象。生物、物理和化学因子均可能使自身抗原成分改变而引起自身免疫反应。自身免疫反应达到一定强度，以致破坏正常组织结构并引起相应临床症状时，就成为自身免疫病。

三、化学致癌物引起的肿瘤免疫

肿瘤的病因是十分复杂的，但大量流行病学调查和动物实验证明人类肿瘤的80% ~ 85%是环境因素引起的。肿瘤抗原能诱导宿主的适应性免疫应答，成为抗肿瘤免疫应答的主要靶分子，也是肿瘤诊断的重要标志分子。

所谓肿瘤抗原是指在肿瘤细胞特异或者相对特异表达的蛋白质分子，分为肿瘤特异性抗原和肿瘤相关抗原两大类。化学致癌物致癌性不同，所致肿瘤抗原性强弱不同。肿瘤发病潜伏期短，抗原性较强；潜伏期长，抗原性弱。在纯系动物中用化学致癌物诱发出的肿瘤最明显的特点是肿瘤抗原具有个体特异性，也有人发现用同一种化学物质在同一宿主的不同部位诱发的两个肿瘤，其抗原性也不尽相同。

第二节 免疫安全性评价方法

一、免疫安全性研究方法

WHO 对人群免疫毒性检测提出建议，建议包括 7 个方面：血液学检查、体液免疫、细胞免疫、非特异性免疫、淋巴细胞的表面标记、自身抗体、临床化学检查等。根据我国免疫安全性评价工作的情况，我国学者也推荐了我国的免疫毒性检测的方案，见表9-1。

表 9-1 北京医科大学毒理室推荐的实验动物免疫毒性检测方法

项　目	检测内容
病理毒性	脏器质量：体重、脾脏重、胸腺重 一般血液学检查：白细胞总数及分类
体液免疫	对胸腺依赖抗原（羊红细胞）的抗体空斑反应（PFC） 血清抗体滴度（血凝法、ELISA 法）
细胞免疫	用有丝分裂原（LPS）刺激淋巴细胞转化 T 细胞数：ANAE 染色法 用有丝分裂原（ConA、PHA）刺激淋巴细胞转化 迟发型变态反应（DTH）
巨噬细胞功能	腹腔巨噬细胞对鸡红细胞的吞噬作用 单核巨噬细胞对碳粒的廓清能力
宿主抵抗力	对肿瘤细胞的敏感性（$TD_{10\sim20}$） 内毒素的过敏反应（$LD_{10\sim20}$）

二、免疫抑制的检测方法

（1）免疫病理学检查　包括血液学检测、临床生化检测及组织学检查。

（2）体液免疫的检测　包括 T 细胞依赖性抗体应答试验、血清溶血素测定。

（3）细胞免疫的检测　如迟发超敏反应动物模型、T 淋巴细胞增殖试验和混合淋巴细胞反应。

（4）非特异性免疫的检测　包括自然杀伤细胞活性测定、巨噬细胞和中性粒细胞功能测定等。细胞因子测定，主要方法有生物分析法、免疫分析法等。

（5）宿主抵抗力试验　有病毒感染模型、细菌感染模型、寄生虫感染模型、移植肿瘤模型等。

三、免疫安全性研究中应考虑的问题

1. 体内试验

（1）实验动物　常用啮齿类动物，鱼类也用得较多。为减少个体差异，最好选用纯系动物。年龄多选择成年动物，也可根据不同目的，选用不同年龄的动物。对临床上应用时间较短，实验动物接触 1~2 周即可，长时间的接触会产生耐受。

（2）试验中用的抗原　抗原的来源、给予途径、剂量、免疫后检测时间等均对免疫反应有一定的影响。羊红细胞是最常用的抗原，剂量以每只小鼠 $5 \times 10^6 \sim 1.5 \times 10^8$ 个细胞为宜。

（3）注意免疫毒性的器官特异性　如 5-氟尿嘧啶抑制小鼠脾脏及肺脏的 NK 细胞活性，但却增强肠道 NK 细胞活性。有些外源化学物经呼吸道进入体内，对肺部免疫功能的检测包括肺脏巨噬细胞功能、自然杀伤细胞活性、细胞毒性 T 细胞活性等。

2. 体外试验

体外试验常用在机理的探讨上，应用体外试验进行安全性评价时，应考虑到细胞在体外生存环境发生很大变化，随着细胞在体外培养时间延长，传代次数增多，细胞的生理、生化、代谢方面都发生很大变化，这将影响试验结果。

第三节　检测食品中化学物免疫毒性的常用方法

由于免疫系统的复杂性，要确定食品中某化学物质对免疫功能的影响，需要进行一系列的实验来研究其对细胞免疫、体液免疫以及单核巨噬细胞的功能等的影响。

一、细胞免疫功能的检验

1. 酸性 α-醋酸萘酯酶（ANAE）试验

用细胞化学反应法检测 ANAE，作为鉴别 T 淋巴细胞的一种方法。在显微镜油镜下观察 ANAE 阳性的淋巴细胞呈灰或灰绿色，胞浆内有大小不等、数量不一、界限分明的红黑色颗粒或斑块。ANAE 阴性的淋巴细胞呈淡绿或棕黄色，无着色颗粒。

2. 淋巴细胞转化试验

采用外周血分离淋巴细胞培养法或微量全血培养法，由于植物血凝素（PHA）只激发 T 淋巴细胞转化，因此计数 200 个淋巴细胞，计算出转化细胞的百分率，即得淋巴细胞转化率。混合淋巴细胞培养法目前也常被国外研究人员选择来进行淋巴细胞转化试验。

3. 二硝基氟苯诱导小鼠迟发型超敏反应试验

迟发型超敏反应的检测原理是二硝基氟苯（DNFB），为一种半抗原，将其稀释后涂抹于动物的腹壁皮肤，4~7d后再将其涂抹于耳部或足、爪皮肤，使局部产生迟发型变态反应。一般在抗原攻击后24~48h反应达到高峰，因此在此时测定肿胀程度。

二、体液免疫功能的检验

将羊红细胞免疫4d的小鼠取出脾脏制成脾细胞悬液，在半固体琼脂凝胶介质中使脾细胞与羊红细胞混合，浇在平皿内使之形成薄层，37℃恒温孵育。在补体参与下导致脾细胞周围的羊红细胞直接溶血，在其周围形成一个肉眼可见的局部性的圆形透明溶血区，即溶血空斑。

将一定量的抗体与加热熔化的含缓冲液的琼脂或琼脂糖在56℃混匀后，浇于玻璃板上，成为适当厚度的凝胶层。打孔后加入一系列不同浓度的标准抗原，在合适的温度、湿度环境中，经过一定时间，抗原由小孔向四周呈辐射状扩散。以抗原浓度的对数作为横坐标，以环直径作为纵坐标绘制标准曲线。

三、单核－巨噬细胞功能的检验

将鸡红细胞注入小鼠腹腔后，小鼠腹腔内巨噬细胞迅速聚集，吞噬鸡红细胞，若干小时后，用 Hank's 液冲洗小鼠腹腔，并用冲洗液滴片，温育后染色。在油镜下计数并计算巨噬细胞的吞噬百分比和吞噬指数，据此来判断巨噬细胞的吞噬功能。通常油镜下每个视野分析 100 个巨噬细胞，记录每个巨噬细胞是否吞噬了鸡红细胞以及吞噬鸡红细胞的数目。

$$吞噬百分率 = \frac{吞噬鸡红细胞的巨噬细胞数}{100(巨噬细胞数)} \times 100\%$$

$$吞噬指数 = \frac{100 个巨噬细胞吞噬鸡红细胞的总数}{100(巨噬细胞数)}$$

第十章　食品管理安全性评价

食品管理安全性评价主要是阐明食品是否可以安全食用，食品中某种物质的毒性及潜在的危害性，对该物质中有危害成分或物质的毒性及其风险性大小，利用有关毒理学资料确定该物质的安全剂量，以便通过风险评估进行风险控制。

第一节　危害鉴定与特征描述

危害特征描述是指对危害物质的性质进行定性和定量的评估，其核心是剂量－反应关系的评估。剂量－反应关系的评估是指将人类摄入微生物病原体的数量、有毒化学物剂量或其他危害物质的量与人体发生不良反应的可能性之间的转变用数学关系式描述。

一、危害鉴定

危害鉴定的目的在于确定人体摄入化学物的潜在不良效应以及产生这种不利影响的可能性和不确定性，并对这种不良效应进行分级和分类。

1. 流行病学的研究

如果能获得阳性的流行病学研究数据，应将它们应用在危险评估中。但是，对于大多数化学物质而言，临床研究和流行病学资料很难得到。如果等到阳性资料出现，表明不良效应已经发生，此时危害识别已经受到影响。

2. 动物体内试验

用于危险评估的绝大多数毒理学数据来自动物实验，一般情况下，食品安全的危险评估所使用的资料至少包括动物品系、动物数量、两种性别、适当的剂量选择、暴露途径和足够的样本容量等。长期(慢性)动物实验数据至关重要，并必须针对主要的毒理学作用终点。

3. 体外试验

体内和体外实验的结果可以促进对作用机理和药物代谢动力学、药效学的认识。给药剂量和药物作用剂量的资料有助于评价作用机理和药物代谢动力学数据。评估时尚需要考虑化学物的给予量和作用剂量。

二、食品中化学性危害的危害特征描述

1. 剂量－反应的外推与剂量度量

人与动物在同一剂量时，药物代谢动力学有所不同，代谢方式也不完全相同。将高剂量的不良反应外推到低剂量时，应考虑与其他剂量有关的变化存在的潜在影响。检测人体与动物靶器官中的组织浓度和消除速率能取得理想的度量系数。

2. 遗传毒性和非遗传毒性致癌物

遗传性致癌物的主要作用位点是遗传物质，而非遗传毒性致癌物作用于非遗传位点，从而促进靶细胞增殖和致使靶位点功能持续的亢进或衰竭。某些非遗传毒性致癌物剂量大小不同时，会产生致癌或不致癌的效果，而遗传性致癌物则没有这种阈剂量。

3. 阈值法与非阈值法

对于遗传性毒性致癌物，一般不能用 NOEL - 安全系数法来确定允许摄入量，因为即使在最低摄入量时，仍然有致癌风险，即受到一次致癌物的攻击造成遗传物质的突变有可能致癌，按此一次攻击模型理解遗传毒性致癌物就不存在阈值了。但是致癌物零阈值的概念在实际中难以实现，因此接受危险性的概念则成为人们的共识。

三、食品中生物性危害的危害特征描述

食品中生物性危害的危害特征描述：主要剂量 - 反应三要素、对人体健康产生不良影响的评估、剂量 - 反应评估。

1. 剂量 - 反应三要素

对于微生物病原体来说，影响其不良反应发生的频率、程度、严重性的因素有：微生物病原体发作时的致病性、毒性特点；侵入宿主，最终确定感染的微生物病原体数量；寄主的健康和免疫状况；媒介物性质。这些因素常常被称为"剂量 - 反应三要素"。

（1）病原体　如果在危害识别时没有对影响传染性、毒性、致病性的病原体内在性质给予特别考虑，那么在危害特征描述时就要考虑，并且还要注意病原体的变异性，可能会影响或者改变微生物的感染性、毒性或致病性等因素。

（2）与寄主相互关系　在考虑寄主的内在暴露性特征及发生感染的可能性，或更重要的由感染转变为发病的可能性或严重性时，还要考虑可能对某一特殊病原体敏感的潜在暴露人群的影响。有许多因素可能会影响敏感性和严重性，如年龄、免疫力情况、遗传性质、病史、营养状态、是否怀孕以及饮食习惯等。

（3）与媒介相关的因素　取决于所考察的产品、带菌者和暴露途径对食品中的病原菌来说，主要是指那些可能会影响病原体在人体内的不适生存环境中存活下来的因素。它们包括食物的结构和成分等性质，进行处理的条件以及摄食的条件。

2. 对人体健康产生不良影响的评估

对人体健康产生不良影响因素的评估应该考虑以下几点：

①所有能对微生物的应激物有所反应的影响，如无症状的感染和临床表现，包括剧烈、不剧烈和长期的。就临床表现这一点，描述应该包括对多种可能的临床形式以及它们严重性的考虑。

②在研究食品中外源化学物的危害时，除了对人类健康会产生不良影响的描述之外，还应该包括所引起疾病的相关信息，如流行病学方面的信息，描述这种疾病是否可能是偶发的或流行的。

③研究食品中外源化学物的危害还要明确提供一个严重性的划分依据，规定所选择的指标是什么以及如何对它进行测量，描述不确定性和它们的信息来源。

3. 剂量 - 反应评估

研究食品中外源化学物安全性的剂量 - 反应关系主要是研究实验动物以某一种途径接触这种化学物的剂量与动物个体在接触后所产生的生物学改变强度或某一群体中反应

的发生率之间的关系。

剂量－反应评估是指对剂量、传染性以及表现在暴露群体中影响健康的数量之间的关系进行分析。在进行剂量－反应评估时要考虑的因素包括：生物体的类型或菌株、暴露途径、暴露水平、不良影响因素、暴露人群的特征、持续时间以及相关的暴露多重性。

第二节　暴露评估

暴露评估是指人类和其他物质暴露于危害的实际程度和持续时间。暴露评估内容应包括暴露在危害物质下的人群规模、自然特点及暴露程度、频率和持续时间。

一、食品中化学性危害的暴露评估

对于食品添加剂、农药、兽药残留及污染物的暴露量，主要是膳食摄入量的估计，需要有关食品消费量和这些食物中相关化学物浓度的资料。一般来说，暴露评估有 3 种方法：

（1）总膳食研究　是食品中化学性危害暴露评估的基础，是对实验动物实验过程中摄入的所有的食物的研究和分析。

（2）个别食品的选择性研究　在对实验动物的总膳食进行研究的同时，还要对实验动物对所接触物品的选择性进行观察和评价。

（3）特殊膳食研究　膳食中食品添加剂、农药、兽药的理论摄入量必须低于相应的每日允许摄入量（ADI），通常实际摄入量远远低于 ADI 值。污染物质水平偶尔会比暂行摄入量高，在此情况下，限量水平往往根据技术方面的实际情况而定。

评估化学物质摄入量时，消费人群的平均数和中位数十分重要，另外，不同人群特别是易感染人群的详细食物消费数据也很重要。

二、食品中生物性危害的暴露评估

食品中生物性危害的暴露评估的目的是提供食品中病原体的数量、生物学特征和生物毒素水平的估计值，以及目标人群对危害物质的摄入水平估计值，食品中生物性危害的暴露评估除了要评估食品中活的微生物之外，微生物产生的毒素也是评估的重点。

三、食品中生物性危害的暴露评估步骤

（1）明确暴露源与暴露途径　包括认定媒介物、暴露单位、暴露途径、暴露人群大小、暴露人群的人数统计、暴露的空间性和时间性以及暴露人群的行为。

（2）确定危险食品的污染情况　当明确了暴露源和暴露途径的相关情况后，接下来要做的就是确定危害物质对宿主的污染情况。对于微生物危害来说，确定其污染情况的

基础是获得有关该病原体特性的信息，这些特性可以影响该病原体在某一特定传播介质中出现、存活、繁殖和死亡的能力。主要是收集有关该病原体的生态学特性及对周边环境的反应，如获取营养物质的能力、适应温度、pH 值等。污染情况包括描述某一媒介物中病原体的出现情况，如认定其平均水平、频率分布、峰值、季节性变化及其他相关的时间性或空间性改变。

(3) 确定性评估方法和可能性评估方法　根据模型变量的不同表述方法，同样的数学模型可以用于确定性评估方法和可能性评估方法。在确定性评估方法中，根据对模型中参数的单点计算进行定量暴露评估，对所应用的各参数进行不同组合，分别计算出结果，并检查结果的差异性，从而确定该模型的精确度。确定性模型的应用受到一些因素的局限，特别是当运用一个单数值来代表一组数据时，可能会忽略问题的可变性和不确定性。

第三节　危险性特征描述

危险特征描述是危险分析的最后一个步骤，是在危害识别的基础上，对暴露评估、危害特征描述阶段所得到的相关数据和信息进行编辑、整合，最后形成危险评估结果的过程。

一、有阈值的化学危害物质

化学危害可能来源于天然存在的化学物质、有意加入的化学物质、无意进入食品中的化学物质。食品中的化学危害物质分为有阈值的化学危害物质和无阈值的化学危害物质。对有阈值的化学危害物质主要用以下两种方式进行特征描述。

1. 安全限值(MOS)

如果是有阈值的化学物，则对人群的危险可通过暴露量与 ADI 值的比较作为特征描述。若所评价物质的暴露量比 ADI 小，则对人体健康产生不良影响的可能性为零；若所评价的物质没有阈值，对人群的危险则是暴露量和危害特征或危害强度的综合结果，即：安全限值(MOS) = ADI/暴露量。

2. 安全限值的条件

若 MOS < 1，则该物质对食品安全影响的危险是可以接受的。

若 MOS ≥ 1，则该物质对食品安全影响的危险超过了可接受的限值，应采取适当管理措施。

3. 限定最高残留限量(MRL)

可以用如下公式计算：

$$MRL = \frac{ADI \times W}{M \times N}$$

式中：MRL——食品中最高残留限量，mg/kg；

ADI——每日允许摄入量，mg/kg；

W——平均体重，kg；

M——人每日食物摄入量，kg；

N——食品系数，%。

二、无阈值的化学危害物质

如果所评价的化学物质没有阈值，则对人群的危险是摄取量的危害程度的综合结果，即：

$$化学危害物质危险 = 摄取量 \times 危害程度$$

三、食品中生物性危害的危险特征描述

食品中生物性危害一直对人类健康构成重大危胁，在国际社会上受到重视。为了促进生物性因素的定量风险评估，必须取得更多的数据资料。

(1)每餐摄入量 表示每人每餐摄入危害物质并引起不良反应的可能性，也可以理解为一定人数的人群中暴露于特定危害物质并发生不良影响的可能性。

(2)每餐摄入危险－概率分布图 将每餐摄入危险作为横坐标，发生每餐摄入危险的概率作为纵坐标，即可得到每餐摄入危险－概率分布图。

(3)其他用于结果表述的方法 有年危险(表示每年发生不良影响的人数)、年发病率(每年发病的人数)。

第四节　危险性评估中的不确定性因素

对食品进行管理安全性评价时，在对食品中有害物质的潜在危害进行危害鉴定和暴露评估后，并不能直接对食品的管理安全性进行评价，因为食品中还有很多不确定因素，直接影响到食品的危险性评估结果。

一、人的可能摄入量及人体资料

危险性评估中的不确定性因素中除一般人群的摄入量外，还应考虑特殊和敏感人群(如儿童、孕妇及高摄入量人群)。由于存在着动物与人之间的种族差异，在将动物实验结果推广到人时，应尽可能收集人群接触受试物后反应的资料。也可以征集一些愿意承担风险的志愿者，志愿受试者体内的代谢资料对于将动物实验结果推论到人具有重要意义。在确保安全的条件下，可以考虑按照有关规定进行必要的人体试食试验。

二、动物毒性试验和体外试验资料

目前，食品安全性评价实验程序中所列的各项动物安全性评价试验和体外试验系统虽然仍有待完善，但是目前水平下所得到的最重要的资料，也是进行评价的主要依据。在试验得到阳性结果，而且结果的判定涉及受试物能否应用于食品时，需要考虑结果的重要性和剂量－反应关系。

三、由动物毒性试验结果推论到人

食品安全性评价实验的结果在外推到人时，基于动物、人的种属和个体之间的生物特性差异，一般采用安全系数的方法推论，以确保对人的安全性。安全系数通常为100倍，根据受试物的理化性质、毒性大小、代谢特点、接触的人群范围、食品中的使用量及使用范围等因素，综合考虑可增大或减小安全系数。

四、代谢试验的资料

代谢研究是对化学物质进行毒理学评价的一个重要方面，因为不同化学物质、剂量大小，代谢差异往往对其毒性作用的影响很大。在食品安全性评价的试验中，原则上应尽量使用与人具有相同代谢途径和模式的动物种系来进行试验。代谢试验的资料对研究食品中外源化学物在实验动物和人体内吸收、分布、排泄和生物转化方面的差别，对于将动物实验结果推论到人具有重要意义。

五、综合评价

对各种不确定因素进行研究后，在进行最后评价时，必须在受试物可能对人体健康产生危害与可能的有益作用之间进行权衡。评价的依据不仅依靠科学实验资料，还与当时的科学水平、技术条件以及社会因素有关。因此，随着时间的推移，结论很可能也不同。随着结论的不断改变、科学技术的进步和研究工作的不断发展，对已通过评价的化学物质需进行重新评价，作出新的结论。

对于已在食品中应用相当长时间的物质，对该物质接触人群进行流行病学调查具有重大意义，但往往难以获得剂量－反应关系方面的可靠资料，对于新的受试物质，则只能依靠动物实验和其他实验研究资料。并且，即使有了完整和详尽的动物实验资料和一部分食用人类接触者的流行病学研究资料，由于人类的种族和个体差异，也很难作出能保证每个人员都安全的评价。所谓绝对的安全实际上是不存在的。

第十一章　食品毒物动力学研究

食品毒物动力学研究阐述机体与食品或食品中的外源化学物接触的强度和时间与这些物质毒性发生发展的内在关系，明确引起毒性反应的量效关系和时效关系；预测食品中外源化学物毒性作用的靶器官(组织)。

第一节　基本指标

一、时量曲线

染毒后，在不同时间点采集血样，测定其中外源化学物的浓度，然后以时间为横坐标，以血中外源化学物浓度为纵坐标作图，即得到该外源化学物的浓度－时间曲线，简称时量曲线。每次剂量和间隔时间均相同的多次染毒时量曲线为一锯齿形上升曲线，随后趋于平衡。

二、速率过程

根据外源化学物在机体内转运的速率不同可分为一级速率过程、零级速率过程和非线性动力学过程 3 种类型。一级速率指化学物在体内某一瞬间的变化速率与其瞬时的含量的一次方成正比。多数化学物在体内的变化过程符合一级速率。此时，单位时间内机体转运化学物的量与其体存量成正比。零级速率指化学物在体内某一瞬间的变化速率与其瞬时含量的零次方成正比。部分需要载体转运或限速酶代谢的毒物在体内的变化过程符合零级速率。此时，在单位时间内机体转运化学物的量是恒定的，与其体存量无关。非线性动力学过程指化学物在体内的某些过程不符合线性速度过程的要求，存在明显的非线性特征。此时，单位时间内机体转运化学物的量与其体存量无明显相关性。

三、房室模型

房室模型是用来描述化学毒物在体内的分布情况。假设机体像房室，毒物进入体内可分布于房室中。但房室不是机体的解剖部位，也不是生理的功能部位，而是有界的空间，即它仅是理论容积。根据化学毒物在体内的分布速率的不同，将其分为一室开放模型、二室开放模型和多室模型。常见的是一室和二室开放模型。

一室开放模型指外源化学物进入机体后，迅速均匀地分布于各室中，迅速达到动态平衡。一室开放模型符合一级速率过程。

二室开放模型指当外源化学物进入体内后，以不同的速率分布于各室中。将全血和血流充盈的肾、脑、心和肝等器官称为中央室。将血管供应较少、血流缓慢的脂肪、肌肉和皮肤等称为周边室。此模型的分布方式为外源化学物先进入中央室，然后再缓慢地进入周边室。且中央室和周边室之间的转运是可逆的。图 11-1 表示一室开放模型和二室开放模型。

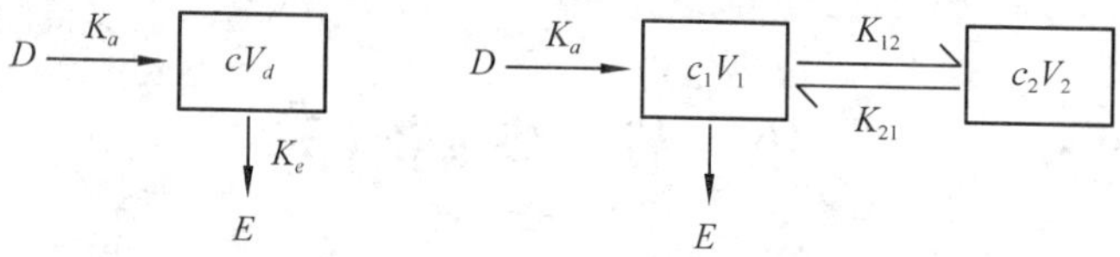

图 11-1　一室和二室开放模型

图 11-1 中：D 为染毒剂量；K_a 为吸收速率常数；c 为血外源化学物浓度；V_d 表现分布容积；cV_d 为体内外源化学物量；K_e 为消除速率常数；E 为消除外源化学物量；K_{12} 是外源化学物从中央室转至周边室的一级动力学常数；K_{21} 是外源化学物从周边室转至中央室的级动力学常数。大多数外源化学物在体内的转运和分布符合二室开放模型。

第二节　常用毒物动力学参数

常用毒物动力学参数包括半衰期、表观分布容积、曲线下面积、消除速率常数、清除率和生物利用度。

1. 半衰期($t_{1/2}$)

半衰期指化学毒物在体内消除一半所需要的时间，单位为 min、h 或 d。$t_{1/2}$ 越小，表示外源化学物消除越快，越不易蓄积中毒。

2. 表观分布容积(V_d)

表观分布容积指在体内达到动态平衡时，根据体内化学物的量(D)与血液中化学物浓度(C)的比值，表示化学物以血液化学物浓度计算应占有的体液容积，单位为 L/kg 或 mL/kg。它不是机体的真实生理容积，而是计算的均匀分布的虚拟容积。

3. 曲线下面积(AUC)

曲线下面积指时量曲线下覆盖的总面积，单位为 mg·h/L。表示经某一途径给以外源化学物后，一定时间内吸收入血的外源化学物相对量。外源化学物的 AUC 越大，表示其从机体消除的速度越慢。

4. 清除率(CL)和消除速率常数(Ke)

清除率(CL)指单位时间内机体所有清除途径所能够清除的化学物所占的血浆容积值。即每单位时间血中外源化学物被清除的量，单位是 L/(kg·h)。消除速率常数(Ke)表示化学物在单位时间从机体总量中清除的速率。单位 h^{-1}。Ke 值越大表示在体内消除速率越快。

5. 生物利用度(F)

生物利用度指化学物被机体吸收利用的程度。

第三节　生理毒物动力学模型

生理毒物动力学模型(PBTK)是建立在生理学和解剖学基础上的一种整体模型，比较符合毒物在体内动态变化的具体过程。在模型中，以"生理室"代替经典模型中的隔室。这些"生理室"分别代表与外源化学物体内分布有主要关系的单个或群体的脏器、组织或体液。

1. 血流图的设计

当发展一种生理模型时，必先在了解毒物理化性质、毒作用的途径、作用机制和生理学、解剖学知识的基础上，设计联络各器官（房室）的生理模型血流图。设计必须突出重点，去繁存精，且尽量满足研究目的的要求，其他方面则应尽量简化，以利于实际应用。

2. 建立物质平衡方程式

每一个不同的器官（房室）必须分别写出各自的三亚室物质平衡方式。根据质量平衡原则，对每一个生理室列出一个微分方程。描述外源化学物在室内动态变化，设计多少个生理室，就可写出多少个方程，这一套方程组即是生理毒物动力学模型的表达方式。进行必要的动物实验，利用计算机软件对由各个生理室的微分方程组成的微分方程组求解。

3. 模型的验证和修订

生理模型的特点之一是可将动物实验的结果外推到人类。这就比其他数学模型更有条件来进行验证和确认。一般通过对模型的实际应用和考察来进行模型的验证。

由此可见，生理模型研究化学物在机体内的变化，既要考虑到化学物进入机体的吸收量，又要考虑到组织脏器静脉血流出时化学物浓度变化和经代谢后化学物浓度的变化。此外，还应考虑到化学物在组织细胞质中的浓度变化和化学物在血流中与组织中的比值。

第三篇
食品安全性评价实验应用

食品安全性评价是通过动物实验和对人群的观察,阐明某种物质的毒性及其潜在的危害,对该物质能否投放市场作出取舍的决定,或提出人类安全的接触条件,即对人类使用这种物质的安全性作出评价的研究过程。该评价范围涉及食品生产、加工、运输、贮存及销售的各个环节。

第十二章 保健食品的安全性评价

    为防止保健食品中的外源化学物质对人体可能带来的有害影响，对各种已投入或即将投入生产和使用的保健食品进行安全性评价实验研究，据此对其作出安全性评价并提供食用安全性评价的科学依据，成为一项极为重要的任务。

一、实验目的

评价 X 减肥食品的安全性（目前尚未取得卫生部保健食品批号），为其应用提供毒理学安全依据。

二、实验材料

1. 样品

某减肥食品样品成品为胶囊，内容物呈土黄色粉末，主要成分为山楂、白术、泽泻、大黄。推荐人体成品最大用量为每人每日 42mg/kg（10 粒，0.25g/粒）。

2. 实验动物

昆明种小鼠和 SD 大鼠。动物饲养实验室温度 22℃ ±1℃，相对湿度 68%。

（1）大鼠经口急性毒性试验　选用体重 180~220g SD 性成熟健康大鼠 20 只，雌、雄各半。

（2）骨髓嗜多染红细胞微核试验　用体重 25~35g 的小鼠 50 只，随机分为 5 组，每组 10 只动物，雌、雄各半。

（3）精子畸形试验　用体重 20~35g 的雄性小鼠 30 只，随机分为 5 组，每组 6 只动物，以保证在试验结束时能有 5 只动物存活。

（4）大鼠 30d 喂养试验　选用体重 60~80g 的健康 SD 幼年大鼠 80 只，按体重分为 4 组，每组 20 只动物，雌、雄各半。

（5）大鼠传统致畸试验。按 GB 15193.14—1994 的要求试验，选用体重 180~220g SD 性成熟健康大鼠，雌、雄各适量。

3. 菌种

Ames 试验标准菌株购自中国药品生物制品鉴定所，试验前按 GB 15193.14—1994 方法对各菌株性状进行鉴定，结果为菌株性状符合试验要求。S9 购自中国药品生物制品鉴定所，经阳性物测定，活性良好，试验时 S9 混合液用量为每皿 0.5mL。

三、方法与步骤

1. 剂量组设计

该样品提供单位的 X 减肥食品推荐人体成品最大用量为每人每日 42mg/kg（10 粒，0.25g/粒）。根据人体千克体重用量扩大 100 倍作为动物实验最高剂量组，下设 2 个剂量组，样品用蒸馏水配制成各试验组所需剂量备用。将 Ames 试验所需样品按浓度制成匀浆，灭菌备用。

2. 安全性毒理学评价项目

按 GB 15193.1—2003 方法进行大鼠经口急性毒性试验、鼠伤寒沙门菌/哺乳动物微粒体 Ames 试验、小鼠骨髓嗜多染红细胞微核试验、小鼠精子畸形试验、大鼠 30d 喂养、大鼠传统致畸试验。各种实验项目具体方法参照本书第二篇内容。

3. 统计学处理方法

对骨髓嗜多染红细胞微核试验和精子畸形试验数据进行卡方检验；大鼠 30d 喂养和大鼠传统致畸试验数据进行方差分析。

四、试验结果

1. 大鼠经口急性毒性试验

试验观察期内动物无中毒表现及死亡。根据《食品安全性毒理学评价程序和方法》中经口急性毒性分级标准，该减肥保健食品雌、雄大鼠经口 LD_{50} 均大于 20.0g/kg（相当于推荐人体用量的 476 倍），该功能食品的大鼠经口急性毒性属无毒级。

2. 遗传毒性试验

（1）小鼠骨髓微核试验、小鼠精子畸形试验　受试物在试验剂量 1 050 ~ 4 200mg/kg 范围内，试验动物小鼠骨髓嗜多染红细胞微核发生率、精子畸形率与阴性对照组比较无显著性差异。

（2）Ames 试验　受试物各剂量组平均回变菌落数均未超出平均自然回变菌落数的 2 倍以上（见表 12-1）。而阳性组平均回变菌落数均超过其相应平均自然回变菌落数 2 倍以上。结果表明：Ames 试验结果阴性。

表 12-1　某减肥食品 Ames 试验掺入法结果（$X \pm s$）

Dose (μg/ware)	TA97		TA98		TA100		TA102	
	– S9	+ S9	– S9	+ S9	– S9	+ S9	– S9	+ S9
Spontaneous	111 ± 9	110 ± 7	37 ± 4	38 ± 3	147 ± 9	162 ± 7	253 ± 35	269 ± 16
5000	116 ± 6	110 ± 6	35 ± 11	36 ± 5	161 ± 14	158 ± 10	263 ± 12	275 ± 8
1000	109 ± 8	113 ± 10	30 ± 6	35 ± 11	173 ± 10	149 ± 10	272 ± 35	267 ± 11
200	110 ± 8	112 ± 4	37 ± 5	34 ± 6	161 ± 14	163 ± 10	264 ± 11	264 ± 8
40	115 ± 9	112 ± 11	32 ± 4	36 ± 6	162 ± 16	157 ± 15	267 ± 16	257 ± 13
8	115 ± 9	109 ± 3	31 ± 7	35 ± 7	165 ± 15	160 ± 12	261 ± 15	254 ± 19
Positive	8 408 ± 62	1 754 ± 11	8 391 ± 63	5 844 ± 110	3 359 ± 171	3 618 ± 176	6 678 ± 176	725 ± 62
Positive substance	2, 4, 7-tri nitroflouorene	2-AF	2, 4, 7-tri nitroflouorene	2-AF	NaN	2-AF	Mitosnnycin C	2-AF
Dose	0.2	10.0	0.2	10.0	1.5	10.0	0.5	10.0

（3）大鼠 30d 喂养试验

①动物一般表现：观察期内试验动物无异常表现及中毒症状。

②对大鼠体重、总食物利用率及大鼠脏体比、红细胞、血小板、白细胞的影响：受试物各剂量组与对照组比较，无显著性差异($P>0.05$)。

③对生化指标的影响：受试物各剂量组雄鼠的血清胆固醇低于对照组($P<0.05$)，高、中剂量组甘油三酯低于对照组($P<0.05$)，高剂量组的尿素氮低于对照组($P<0.05$)；受试物高、中剂量组雌性大鼠的血清甘油三酯低于对照组。其余各剂量组各指标与对照组比较无显著性差异($P>0.05$)，结果见表12-2。

④组织病理学检查：试验各组动物的大体解剖未见异常；将高剂量组和对照组大鼠的肝、肾、脾、胃和肠固定、切片、染色，进行组织病理学检查，未发现明显异常。

表 12-2　某减肥食品的生化检验结果($X \pm s$, $n=10$)

性　别	剂量 (mg/kg)	轻氨酶 (U/L)	胆固醇 (mmol/L)	甘油三酯 (mmol/L)	尿素 (mmol/L)	血糖 (mmol/L)
雄　性	4 200	38.3 ± 5.5	1.40 ± 0.22 *	0.29 ± 0.04 *	4.57 ± 0.77 *	5.58 ± 1.45
	2 100	42.6 ± 7.7	1.37 ± 0.14 *	0.36 ± 0.05 *	5.82 ± 0.89	4.96 ± 0.64
	1 050	42.5 ± 14.6	1.39 ± 0.29 *	0.41 ± 0.08	6.09 ± 0.84	4.87 ± 0.85
	Negative	41.1 ± 6.4	1.60 ± 0.22	0.45 ± 0.12	6.44 ± 0.76	5.37 ± 1.58
雌　性	4 200	38.1 ± 7.0	1.19 ± 0.24	0.23 ± 0.04 *	4.96 ± 0.89	6.16 ± 1.49
	2 100	31.6 ± 5.7	1.12 ± 0.23	0.24 ± 0.02 *	4.87 ± 0.85	6.28 ± 0.77
	1 050	31.6 ± 4.1	1.11 ± 0.22	0.34 ± 0.06	5.41 ± 0.87	5.74 ± 0.44
	Negative	30.8 ± 7.7	1.05 ± 0.24	0.38 ± 0.11	4.97 ± 0.61	5.32 ± 0.61

注：＊与阴性对照组相比，有显著性差异($p \leqslant 0.05$)

(4)大鼠传统致畸试验　各剂量组孕鼠均未见明显中毒表现；各剂量组与对照组比较，孕鼠体重、胎鼠体重、胎鼠骨骼及胎鼠内脏发育无显著性差异($P>0.05$)。

五、实验结果

减肥食品的主要成分为药食同源的山楂、白术、泽泻、大黄等，单一组分食用安全，无毒副作用。配伍使用后，其急性毒性试验结果显示属无毒级。

根据对遗传物质作用终点的不同，并兼顾体外和体内试验以及体细胞和生殖细胞的配套原则，采用 Ames 试验、小鼠骨髓嗜多染红细胞微核试验及小鼠精子畸形试验对该功能食品进行了遗传毒理学分析。

①Ames 试验是对 DNA 碱基序列是否改变进行评估。其标准菌株 TA97、TA98 可检测移码突变，TA100、TA102 可检测碱基置换与移码突变。小鼠骨髓嗜多染红细胞微核试验主要是对染色体结构完整性改变进行评估，而小鼠精子畸形试验所反映的遗传学终点主要是对生殖细胞的遗传毒性进行评估。精子畸形率增高本身有生殖毒理学意义。结果提示，该减肥保健食品在体外 Ames 试验未发现致突变作用。在试验剂量 1 050 ~ 4 200mg/kg 范围内，未发现对试验小鼠骨髓嗜多染红细胞有致突变作用，也未发现对试验小鼠精子的损伤作用。

②30d 喂养试验未发现对试验大鼠的生长发育、血液学、生化、脏体比及组织病理学有明显不良影响。说明该减肥食品长期食用对动物的生长发育、造血功能、肝肾功能均无损害作用。但本研究同时发现，在试验剂量下，该食品可显著降低血清胆固醇、甘油三酯的水平，提示受试物具有潜在的降脂、减肥功能。

③致畸试验结果显示，该减肥保健食品在试验剂量 1 050 ~ 4 200mg/kg 范围内，未发现对试验大鼠的活胎数、着床数、早期吸收胎数、死胎数及活胎骨骼和内脏发育有致畸作用。

实验报告结论：该减肥食品的急性毒性试验、遗传毒性试验、短期喂养试验、传统致畸试验均为阴性，且降脂作用明显，可以作为毒理学安全的保健食品。

第十三章　食品添加剂的食用安全性评价

本章以苯甲酸钠为例对食品添加剂的安全性进行评价。

一、实验目的与原理

掌握 LD_{50} 测定和计算方法，理解蓄积评价过程，了解苯甲酸钠的毒性。

苯甲酸钠作为食品添加剂经口摄入后经人体代谢产生一定的毒性。LD_{50} 是一次或 24h 内多次给予受试样品后，引起实验动物总体中半数死亡的毒物的统计学计量，以单位体重接受受试样品的质量（mg/kg）来表示。摄入剂量对数与死亡率呈 S 型曲线。由此来了解食品添加剂的毒性强度，初步估算该化学物对人类毒害的危险性。为进一步的蓄积性试验、亚慢性与慢性毒作用试验及其他特殊毒性试验的实验设计的剂量选择和毒性判断指标提供相应的依据。

食品添加剂进入机体后，经过生物转化以代谢产物或化学物原型排出体外。但是，当食品添加剂反复多次给动物摄入，食品添加剂进入机体的速度（或总量）超过代谢转化的速度和排泄的速度（或总量）时，食品添加剂或其代谢产物就有可能在机体内逐渐增加并贮留，这种现象称为食品添加剂的蓄积作用。蓄积系数法是一种以生物效应为指标，用经验系数（K）评价蓄积作用的方法。蓄积系数法的原理是在一定期限内以低于致死剂量（小于 DLS 剂量），每日给实验动物染毒，直至出现预计的毒性效应（如死亡1/2）为止。计算达到此种效应所染毒的总累积剂量，求此累积剂量与一次染毒该化学物产生相同效应的剂量之比值，此比值即为蓄积系数 K。

二、实验材料

1. 试验动物

（1）试验动物种系　选取体重为 18~22g 的健康昆明小鼠。

（2）试验动物数量与性别　每个试验组和对照组至少要用雌雄动物各 5 只。

（3）饲养条件　每组动物按性别分笼或每只单独饲养。每笼动物的数量应不影响对每只动物的观察，应提供适宜的饲料和饮水，并根据动物饲养规程控制温度、湿度和光照期。

2. 受试材料

苯甲酸钠。

三、方法与步骤

1. 预实验

将 5 个剂量组以 2 700mg/kg 为毒性中值，组距间使用剂量为 $\log_4^{0.6}$ 倍差，即 972mg/kg、1 620mg/kg、2 700mg/kg、4 500mg/kg、7 500mg/kg 的剂量，禁食给水 12h 后，对各组实验动物采用经口灌胃法摄取苯甲酸钠，灌胃后继续禁食 3h，常规观察饲养 7d，记录动物死亡数和中毒症状，测得最大耐受浓度（LD_0）和绝对致死浓度（LD_{100}）。

2. 急性毒性试验

①再选取 5 个剂量组（每组 10 只小鼠，雌雄各半），确定组间剂量比 3.16 倍（60，190，599，1 893，5 983mg/kg），将苯甲酸钠按一定浓度一次经口给小鼠灌服。

②连续观察 14d，记录中毒症状，死亡时间与死亡数量。

③计算出 LD_{50}，并根据经口急性毒性分级标准（表 13-1），判断苯甲酸钠的毒性等级。

表 13-1　化学物经口急性毒性分级标准

毒性分级		一次经口 LD_{50}/(mg/kg)	大体相当体重 70kg 人的致死量
1 级	无毒	>15 000	>1 050g
2 级	实际无毒	5 001~15 000	350~1 050g
3 级	低毒	501~5 000	35~350g
4 级	中等毒	51~500	一茶勺~35g
5 级	剧毒	1~50	7 滴~一茶勺
6 级	极毒	<1	稍尝，<7 滴

3. 蓄积评价试验

①选取 40 只健康小鼠分成两组（雌雄各半），一组为对照组，一组为灌胃组进行试验。

②灌胃组按照小鼠体重定时灌服苯甲酸钠溶液，按一定比例逐渐增加苯甲酸钠投入量（见表 13-2）。

表 13-2　苯甲酸钠投入量

灌食天数/d	1~4	5~8	9~12	13~16	17~20	21~24	25~28
日灌食剂量(mg/kg)	0.1	0.15	0.22	0.34	0.5	0.75	1.12
4d 累积剂量(mg/kg)	0.4	0.6	0.9	1.36	2.00	3.00	4.48
累积总剂量(mg/kg)	0.4	1.0	1.9	3.26	5.26	8.26	12.74

③当动物累积死亡 1/2 时结束试验；当动物无死亡或死亡数不足 1/2 时，在第 21d 可结束试验。

四、实验结果

1. LD_{50}的计算（采用改良寇氏方法）

根据每组动物数、组距和每组动物死亡数，推算出 LD_{50} 及其 95% 可信限。

公差：

$$d = (\lg m - \lg k)/(i-1)$$

式中：m——最大剂量；

k——最小剂量；

i——组数。

$$\lg LD_{50} = \lg m - (d/2) \sum (p_i + p_{i+1})$$

式中：p_i——死亡率；

　　p_{i+1}——相邻组死亡率。

标准差：

$$S_{\lg LD_{50}} = d \sqrt{\frac{\sum p_i (1 - p_i)}{n}}.$$

式中：n——每组动物数。

$$95\% \text{可信区间} = \lg LD_{50} \pm 1.96 S_{\lg LD_{50}}$$

2. 蓄积系数 K 的计算

$$K = LD_{50}(n) / LD_{50}(1)$$

式中：$LD_{50}(n)$——多次染毒使动物出现半数死亡的累积剂量；

　　$LD_{50}(1)$——一次染毒使动物半数死亡的剂量。

试验期间，灌胃组及对照组实验动物生理状况良好，直至第 21d，也未见实验动物死亡，根据蓄积系数评价标准，$K > 5$，可见苯甲酸钠为轻度蓄积物质，苯甲酸钠毒性较低。

第十四章 食品工业用酶制剂的安全性评价

酶制剂是由动物或植物的可食或非可食部分直接提取，或由传统微生物或通过基因修饰的微生物(包括但不限于细菌、放线菌、真菌菌种)发酵、提取制得，用于食品加工，具有特殊催化功能的生物制品。酶制剂可以由整个细胞、细胞碎片或不含细胞的提取物组成。一般情况下，酶制剂含有一种或若干种活性成分，即酶制剂通常是一种混合物，并可含有各种食品级的稀释剂、防腐剂、抗氧化剂等。

来源于动物和植物可食部分的酶制剂一般不需要做毒理学试验。如果利用的动植物部位一般不作为膳食的正常食用部分，除非能提供充分的安全性资料，否则还需要进行一些毒理学试验。来源于微生物的酶制剂需要进行以下试验：①啮齿类动物的90d经口毒理学试验；②两个短期试验，细菌的基因突变试验和染色体畸变试验(推荐体外试验)。根据啮齿类动物的亚慢性毒性试验中未观察到有作用的剂量水平，可以确定特定酶制剂可接受的每日摄入量。

另外，我国国家标准对食品工业酶制剂的污染物含量、微生物指标及抗菌活性都作出了规定，包括铅(Pb)≤5mg/kg，无机砷(As)≤3mg/kg，菌落总数≤50 000CFU/g，大肠菌群≤30CFU/g，不得检出大肠杆菌和沙门菌，由基因重组技术的微生物生产的酶制剂不应检出生产菌，微生物来源的酶制剂不得检出抗菌活性等。酶制剂在通过毒理学评价之后，仍需对这些指标进行检验。

本章以常见的黑曲霉产α-半乳糖苷酶为例介绍所需的实验流程，需要进行啮齿类动物90d喂养试验、鼠伤寒沙门菌回复突变试验、外周血淋巴细胞染色体畸变试验、无机铅的测定、无机砷的测定、菌落总数的测定和大肠菌群的测定7个试验。

第一节　啮齿类动物 90d 喂养试验

一、实验目的与原理

观察受试物以不同剂量水平经较长期喂养后对动物的毒性作用性质和靶器官，并初步确定未观察到有害作用剂量（NOAEL）。

90d 喂养试验属于亚慢性毒性试验，以提出较长期喂饲不同剂量的受试物对动物引起有害效应的剂量、毒作用性质和靶器官，估计亚慢性摄入的危害性。90d 喂养试验所确定的最大未观察到有害作用剂量可为慢性试验的剂量选择和观察指标提供依据。当最大未观察到有害作用剂量达到人体可能摄入量的一定倍数时，则可以此为依据外推到人，为确定人食用的安全剂量提供依据。

二、实验材料

1. 仪器与试剂

注射器（0.25，1，2，5mL）、吸管（0.5，1，2，10mL）、烧杯（10，25，50mL）、滴管、灌胃针、动物体重秤、解剖剪刀、镊子、电子天平、显微镜、血液生化仪。受试物（黑曲霉产 α-半乳糖苷酶制剂）、蒸馏水。

2. 实验动物

4 周龄的大鼠 80 只，雌雄各半，称重编号后随机平分为 4 组，每组雌雄各 10 只。动物购买后适应环境至少 3d，单笼饲养。

3. 剂量与分组

由高到低设 20mL/kg、40mL/kg 和 20mL/kg 共 3 个剂量组，另设空白对照组。

三、方法与步骤

1. 给予受试物

每天于相似的时间点灌胃给予受试物。按动物体重计算给予受试物的量，并配制成合适浓度的溶液，使每只动物的灌胃体积统一为 1mL。

2. 检测指标

因受试物及研究目的有差异，一般可包括以下各项：

（1）一般情况观察　每天观察并记录动物的一般表现、行为、中毒表现和死亡情况。每周称 1 次体重和 2 次食物摄入量，计算每周及总的食物利用率。均为必须观察和测定的项目。

（2）血液学指标　测定血红蛋白、红细胞计数，白细胞计数及分类，依受试物情况，必要时测定血小板数和网织红细胞数等，一般于试验中期和结束时各测定1次。

（3）测试血液生化学指标　包括谷丙转氨酶（ALT 或 SGPT）、谷草转氨酶（AST 或 SGOT）、尿素氮（BUN）、肌酐（Cr）、血糖（Glu）、血清白蛋白（Alb）、总蛋白（TP）、总胆固醇（TCH）和甘油三酯（TG）。

（4）病理检查

①大体解剖：试验结束时必须对所有动物进行大体检查，并将重要器官固定保存。

②脏器称量：肝、肾、脾、睾丸的绝对质量和相对质量（脏/体比值）为必测指标，必要时可称取其他脏器质量。

③组织病理学检查：在对各剂量组动物作大体检查未发现明显病变和生化指标未发现异常改变时，可以只进行最高剂量组及对照组动物主要脏器的组织病理学检查，发现病变后再对较低剂量组相应器官及组织进行检查。肝、肾、脾、胃肠、睾丸及卵巢的组织病理学检查为必测项目，其他组织和器官的检查则需根据不同情况确定。

（5）其他指标　必要时，根据受试物的性质及所观察的毒性反应，增加其他敏感指标。

四、实验结果

将所有观察到的结果，无论计数资料和计量资料，都应以适当的统计学方法给予评价。试验设计时即应选妥所采用的统计方法。计量资料采用方差分析或 t 检验，计数资料采用卡方检验、泊松分布等。以所有指标在有害方向均与对照组无显著性差异的最大剂量为最大未观察到有害作用剂量。

第二节　鼠伤寒沙门菌回复突变试验

一、实验目的与原理

掌握鼠伤寒沙门菌回复突变试验的测试方法，判断受试物是否具有致突变性。

鼠伤寒沙门菌的突变型试验菌株（组氨酸营养缺陷型）不能自行合成组氨酸，在不含组氨酸的最低营养平皿上不能生长。突变型试验菌株可被各种诱变因素诱导，回复突变成野生型，即恢复了合成组氨酸的能力，可在此平皿上生长成可见菌落。如果受试物处理组回变菌落数显著超过阴性对照组；并有剂量–反应关系，即可判定受试物为鼠伤寒沙门菌的致突变物。某些致突变物需要代谢活化后才能引起回复突变，故需加入经诱导剂诱导的大鼠肝制备的 S9 混合液。

二、实验材料

1. 仪器和设备

培养箱、恒温水浴、振荡水浴摇床、压力蒸汽消毒器、干热烤箱、低温冰箱（-80℃）或液氮生物容器、普通冰箱、天平（精密度0.1g和0.000 1g）、混匀振荡器、匀浆器、菌落计数器、低温高速离心机，玻璃器皿等。

2. 培养基和试剂

0.5mmol/L 组氨酸-0.5mmol/L 生物素溶液、顶层琼脂培养基、Vogel-Bonner（V-B）培养基E、20%葡萄糖溶液、底层琼脂培养基、营养肉汤培养基、盐溶液（1.65mol/L KCl+0.4mol/L MgCl₂）、0.2mol/L磷酸盐缓冲液（pH7.4）、多氯联苯、S9混合液（临用现配，并保存于冰水浴中）、组氨酸-生物素平板、氨苄青霉素平板和氨苄青霉素/四环素平板、营养琼脂平板、黑曲霉产α-半乳糖苷酶制剂。

3. 试验菌株及其生物学特性鉴定

（1）试验菌株 事先经过鉴定的TA97、TA98、TA100和TA102一组标准测试菌株。TA97和TA98主要用于检测移码型突变；TA100和TA102可检测碱基置换。

（2）生物学特性鉴定 新获得的或长期保存的菌种在试验前须进行菌株的生物特性鉴定。菌株鉴定的判断标准，如表14-1所示。

表14-1 试验菌株鉴定的判断标准

菌株	组氨酸缺陷	脂多糖屏障缺损	氨苄青霉素抗性	切除修复缺损	四环素抗性	自发回变菌落数*
TA97	+	+	+	+	-	90~180
TA98	+	+	+	+	-	30~50
TA100	+	+	+	+	-	100~200
TA102	+	+	+	-	+	240~320

注：组氨酸缺陷中的"+"表示需要组氨酸；
脂多糖屏障缺损中的"+"表示具有rfa突变（脂多糖屏障缺损，受结晶紫抑制）；
氨苄青霉素抗性中的"+"表示具有R因子（氨苄青霉素抗性，能在氨苄青霉素平板上生长）；
切除修复缺损中的"+"表示具有△uvrB突变（对紫外线敏感，当受到紫外线照射后，不能生长）；
切除修复缺损中的"-"表示没有△uvrB突变（对紫外线不敏感，当受到紫外线照射后，能够生长）；
四环素抗性中的"+"表示具有pAQ1质粒（对四环素有抗性，能在四环素平板上生长）；
四环素抗性中的"-"表示没有pAQ1质粒（对四环素没有抗性，不能在四环素平板上生长）；
自发回变菌落数中的"*"在体外代谢活化条件下自发回变落数略增。

4. 大鼠肝微粒体酶的诱导和S9的制备

以多氯联苯溶于玉米油中作为诱导剂，浓度为200mg/mL。选择体重200g左右的健康雄性大鼠，一次腹腔注射诱导剂0.5mL。动物诱导后第5d断头处死。处死前12h停止饮食，但可自由饮水。首先，用75%乙醇消毒动物皮毛，剖开腹部。在无菌条件下，取出肝脏，去除肝脏的结缔组织，用冰浴的0.15mol/L氯化钾溶液淋洗肝脏，放入盛有

0.15mol/L 氯化钾溶液的烧杯里。按每克肝脏加入 0.15mol/L 氯化钾溶液 3mL。用电动匀浆器制成肝匀浆，再在低温高速离心机上，在 4℃ 条件下，以 9 000g 离心 10min，取其上清液(S9)分装于塑料管中。每管装 2 ~ 3mL。贮存于液氮生物容器中或 -80℃ 冰箱中备用。

上述全部操作均在冰水浴中和无菌条件下进行。制备肝 S9 所用一切手术器械、器皿等，均经灭菌消毒。S9 制备后，其活力需经诊断性诱变剂进行鉴定。

三、方法与步骤

1. 增菌培养

取营养肉汤培养基 5mL，加入无菌试管中，将主平板或冷冻保存的菌株培养物接种于营养肉汤培养基内，37℃ 振荡(100 次/min)培养 10h。该菌株培养物应每毫升不少于 1×10^9 ~ 2×10^9 活菌数。

2. 平板掺入法接种细菌

实验时，将含 0.5mmol/L 组氨酸 - 0.5mmol/L 生物素溶液的顶层琼脂培养基 2.0mL 分装于试管中，45℃ 水浴中保温，然后每管依次加入试验菌株增菌液 0.1mL，受试物溶液 0.1mL 和 S9 混合液 0.5mL(需代谢活化时)，充分混匀，迅速倾入底层琼脂平板上，转动平板，使之分布均匀。水平放置待冷凝固化后，倒置于 37℃ 培养箱里孵育 48h。记数每皿回变菌落数。

实验中使用以上全部 4 种试验菌株，设 4 个剂量组，每一菌株的每个剂量均做 3 个平行平板，分别使用原液和以无菌蒸馏水 2 倍，4 倍，8 倍稀释的酶制剂作为受试物，同时设空白对照、溶剂对照、阳性诱变剂对照和无菌对照。

四、实验结果

以列表方式报告受试物的 Ames 实验结果更加直观，具体如表 14-2 所示，表格应简洁，能够包含实验中的全部信息。

表 14-2　Ames 试验菌株的回变结果(平均值 ± 标准差)

组　别	剂量 /(mg/皿)	TA97		TA98		TA100		TA102	
		- (S9)	+ (S9)	- (S9)	+ (S9)	- (S9)	+ (S9)	- (S9)	+ (S9)
受试物									
自发回变									
溶剂对照									
阳性物对照									

记录受试物各剂量组、空白对照(自发回变)、溶剂对照以及阳性诱变剂对照的每皿回变菌落数，并求平均值和标准差。

如果受试物的回变菌落数是溶剂对照回变菌落数的 2 倍或 2 倍以上，并呈剂量 - 反应关系者，则该受试物判定为致突变阳性。

受试物经上述 4 个试验菌株测定后，只要有一个试验菌株，无论在加 S9 或未加 S9 条件下为阳性，均可报告该受试物对鼠伤寒沙门菌为致突变阳性。如果受试物经 4 个试验菌株检测后，无论加 S9 和未加 S9 均为阴性，则可报告该受试物为致突变阴性。

第三节　外周血淋巴细胞染色体畸变试验

一、实验目的与原理

检测体外培养的实验动物外周血淋巴细胞的染色体畸变，可用于评价受试物致突变的可能性。

外周血中小淋巴细胞几乎都处在细胞增殖周期的 G1 期或 G0 期，一般条件下不再分裂。当在培养物中加入适量的植物血凝素（PHA），在 37℃下，经 52~72h 的培养，淋巴细胞开始转化，进入细胞增殖周期，此时可获得大量的有丝分裂的细胞。再经过秋水仙素处理，低渗、固定，即可在显微镜下观察到良好的中期染色体分裂相。电离辐射，化学有害物质作用于机体或体外细胞，均可引起细胞染色体的损伤，且与剂量（浓度）呈良好的线性关系。

二、实验材料

黑曲霉产 α-半乳糖苷酶制剂、RPMI-1640 培养液（含 20% 小牛血清）；肝素：用生理盐水配成 500μ/mL，4℃冰箱内保存备用；40μg/mL 秋水仙素溶液，4℃冰箱内保存，使用时吸取 0.05 或 0.1mL 加入到 5mL 细胞培养物中，其终浓度为 0.4~0.8μg/mL；双抗：青霉素 100μ/mL、链霉素 100μg/mL；PHA 5mg/mL、0.025mol/L 氯化钾低渗液；冰醋酸甲醇 1:3 固定液。

三、方法与步骤

①受试物的处理：实验设 3 个剂量组。受试物浓度分别为原液、5×稀释、10×稀释，稀释液为无菌蒸馏水。另设阳性对照和阴性（溶剂）对照，阳性对照物为 0.02μg/mL 丝裂霉素 C。每组设 3 个平行样品。

②细胞培养：常规细胞培养，向每 5mL 培养液中加入 100μL 受试物或阴/阳性对照物。

③诱变：培养开始后 72h，于培养物中加入 40μg/mL 秋水仙素 0.05~0.1mL，终浓度为 0.4~0.8μg/mL，37℃下继续培养 4h。

④洗涤：小心取出细胞培养物，弃去上清液，细胞沉淀在瓶底，加入 8mL 氯化钾低渗液，用滴管轻轻吹打制成细胞悬液，移入 10mL 刻度离心管中，37℃下处理 20min。

1 000r/min 离心 7～10min，弃去上清液，收集细胞，加入 Hank's 液。

⑤固定：加入1:3 冰醋酸甲醇固定液 3mL 预固定，用滴管轻轻吹打，立即离心，收集细胞，再加入 10mL 上述固定液，处理 15min，反复操作 2 次，每次 15min。

⑥制片：弃去固定液，再加入适量新鲜固定液，混匀。取出预冷的载玻片，用滴管吸取少许细胞悬液，在 40～50cm 高度上对准下面玻片滴加悬液，以冲力使细胞分散。自然干燥或用微热电吹风机吹干，也可在酒精灯火焰上略加烘烤。干燥完成后用 Giemsa 染液染色 15min，用自来水轻轻冲洗残留染液，待干。

⑦镜检：先在低倍镜下寻找分散良好的分裂相细胞，然后用高倍镜或油镜观察，进行染色体畸变计数，分析，分别记录染色体畸变细胞数及各种类型染色体畸变细胞数，选择良好的典型的染色体畸变图进行显微照相。

四、实验结果

(1)染色体总畸变率及畸变率

$$总畸变率(\%) = 各种畸变类型数 / 分析总细胞数 × 100$$

$$畸变率(\%) = 染色体畸变数 / 染色体总数 × 100$$

(2)畸变类型分析　包括断片(F)、双着丝粒(D)、环(R)、互换(E)等。

(3)结果评价　对染色体畸变细胞率用 χ^2 检验，以评价受试物的致突变性。在评价时应把生物学和统计学意义结合考虑。

在下列两种情况下可判定受试物在本试验系统中具有致突变性：

①受试物引起染色体结构畸变数的增加具有统计学意义，并有与剂量相关的增加。

②受试物在任何一个剂量条件下，引起具有统计学意义，并有可重复性的阳性反应。

第四节　铅的测定——二硫腙比色法

一、实验目的与原理

测定样本中铅离子含量。

试样经消化后，在 pH 8.5～9.0 时，铅离子与二硫腙生成红色络合物，溶于三氯甲烷。加入柠檬酸铵、氰化钾和盐酸羟胺等防止铁、铜、锌等离子干扰，与标准系列比较定量后可测得样品中的铅离子含量。

二、实验材料

1. 试剂

①氨水(1+1)。

②盐酸(1+1)：量取 100mL 盐酸，加入 100mL 水中。

③酚红指示液(1g/L)：称取 0.10g 酚红，用少量多次乙醇溶解后移入 100mL 容量瓶中并定容至刻度。

④盐酸羟胺溶液(200g/L)：称取 20.0g 盐酸羟胺，加水溶解至 50mL，加 2 滴酚红指示液，加氨水(1+1)，调 pH 值至 8.5~9.0(由黄变红，再多加 2 滴)，用二硫腙 - 三氯甲烷溶液提取至三氯甲烷层绿色不变为止，再用三氯甲烷洗 2 次，弃去三氯甲烷层，水层加盐酸(1+1)至呈酸性，加水至 100mL。

⑤柠檬酸铵溶液(200g/L)：称取 50g 柠檬酸铵，溶于 100mL 水中，加 2 滴酚红指示液，加氨水调 pH 值至 8.5~9.0，用二硫腙 - 三氯甲烷溶液提取数次，每次 10~20mL，至三氯甲烷层绿色不变为止，弃去三氯甲烷层，再用三氯甲烷洗 2 次，每次 5mL，弃去三氯甲烷层，加水稀释至 250mL。

⑥氰化钾溶液(100g/L)：称取 10.0g 氰化钾，用水溶解后稀释并在容量瓶中定容至 100mL。

⑦三氯甲烷：不应含氧化物。检查方法：量取 10mL 三氯甲烷，加 25mL 新煮沸过的水，振摇 3min，静置分层后，取 10mL 水溶液，加数滴碘化钾溶液(150g/L)及淀粉指示液，振摇后应不显蓝色。如显色说明有氧化物存在，可按以下方法处理后使用：向三氯甲烷中加入 1/10~1/20 体积的硫代硫酸钠溶液(200g/L)洗涤，再用水洗后加入少量无水氯化钙脱水后进行蒸馏，弃去最初及最后的 1/10 馏出液，收集中间馏出液使用。

⑧淀粉指示液：称取 0.5g 可溶性淀粉，加 5mL 水搅匀后，慢慢倒入 100mL 沸水中，边倒边搅拌，煮沸，放冷备用，临用时配制。

⑨硝酸(1+99)：量取 1mL 硝酸，加入 99mL 水中。

⑩二硫腙 - 三氯甲烷溶液(0.5g/L)：保存冰箱中，必要时用下述方法纯化。称取 0.5g 研细的二硫腙，溶于 50mL 三氯甲烷中，如不全溶，可用滤纸过滤于 250mL 分液漏斗中，用氨水(1+99)提取 3 次，每次 100mL，将提取液用棉花过滤至 500mL 分液漏斗中，用盐酸(1+1)调至酸性，将沉淀出的二硫腙用三氯甲烷提取 2~3 次，每次 20mL，合并三氯甲烷层，用等量水洗涤 2 次，弃去洗涤液，在 50℃ 水浴上蒸去三氯甲烷。精制的二硫腙置硫酸干燥器中，干燥备用。或将沉淀出的二硫腙用 200mL、200mL、100mL 三氯甲烷提取 3 次，合并三氯甲烷层为二硫腙溶液。

⑪二硫腙使用液：吸取 1.0mL 二硫腙溶液，加三氯甲烷至 10mL，混匀。用 1cm 比色杯，以三氯甲烷调节零点，于波长 510nm 处测吸光度(A)，用公式 $V = 10(2 - \lg70)/A = 1.55/A$ 算出配制 100mL 二硫腙使用液(70% 透光率)所需二硫腙溶液的毫升数(V)。

⑫硝酸 - 硫酸混合液(4+1)。

⑬铅标准溶液(1.0mg/mL)：准确称取 0.159 8g 硝酸铅，加 10mL 硝酸(1+99)，全部溶解后，移入 100mL 容量瓶中，加水稀释至刻度。

⑭铅标准使用液(10.0μg/mL)：吸取 1.0mL 铅标准溶液，置于 100mL 容量瓶中，加水稀释至刻度。

2. 仪器和设备

分光光度计、天平(感量为 1mg)。

三、方法与步骤

1. 硝酸 – 硫酸法

粮食、粉丝、粉条、豆干制品、糕点、茶叶等及其他含水分少的固体食品：称取 5g 或 10g 的粉碎样品（精确到 0.01g），置于 250 ~ 500mL 定氮瓶中，先加水少许使湿润，加数粒玻璃珠、10 ~ 15mL 硝酸，放置片刻，小火缓缓加热，待作用缓和，放冷。沿瓶壁加入 5mL 或 10mL 硫酸，再加热，至瓶中液体开始变成棕色时，不断沿瓶壁滴加硝酸至有机质分解完全。加大火力至产生白烟，待瓶口白烟冒净后，瓶内液体再产生白烟为消化完全，该溶液应澄清无色或微带黄色，放冷（在操作过程中应注意防止爆沸或爆炸）。加 20mL 水煮沸，除去残余的硝酸至产生白烟为止，如此处理两次，放冷。将冷后的溶液移入 50mL 或 100mL 容量瓶中，用水洗涤定氮瓶，洗液并入容量瓶中，放冷，加水至刻度，混匀。定容后的溶液每 10mL 相当于 1g 样品，相当加入硫酸量 1mL。取与消化试样相同量的硝酸和硫酸，按同一方法做试剂空白试验。

2. 测定

①吸取 10.0mL 消化后的定容溶液和同量的试剂空白液，分别置于 125mL 分液漏斗中，各加水至 20mL。

②吸取 0mL，0.10mL，0.20mL，0.30mL，0.40mL，0.50mL 铅标准使用液（相当于 0.0μg，1.0μg，2.0μg，3.0μg，4.0μg，5.0μg 铅），分别置于 125mL 分液漏斗中，各加硝酸(1 + 99)至 20mL。

于试样消化液、试剂空白液和铅标准液中各加 2.0mL 柠檬酸铵溶液（200g/L），1.0mL 盐酸羟胺溶液（200g/L）和 2 滴酚红指示液，用氨水(1 + 1)调至红色，再各加 2.0mL 氰化钾溶液（100g/L），混匀。各加 5.0mL 二硫腙使用液，剧烈振摇 1min，静置分层后，三氯甲烷层经脱脂棉滤入 1cm 比色杯中，以三氯甲烷调节零点于波长 510nm 处测吸光度，各点减去零管吸收值后，绘制标准曲线或计算一元回归方程，试样与曲线比较。

四、实验结果

试样中铅含量按以下公式进行计算：

$$X = \frac{(m_1 - m_2) \times 1\,000}{m_3 \times V_2/V_1 \times 1\,000}$$

式中：X——试样中铅的含量，mg/kg 或 mg/L；

m_1——测定用试样液中铅的质量，μg；

m_2——试剂空白液中铅的质量，μg；

m_3——试样质量或体积，g 或 mL；

V_1——试样处理液的总体积，mL；

V_2——测定用试样处理液的总体积，mL。

以重复性条件下获得的两次独立测定结果的算术平均值表示，结果保留两位有效数字，两次独立测定结果的绝对差值不得超过算术平均值的10%。

第五节　无机砷的测定

一、实验目的与原理

测定样本中无机砷的含量。

试样在6mol/L盐酸溶液中，经70℃水浴加热后，无机砷以氯化物的形式被提取，经碘化钾、氯化亚锡还原为三价砷，然后与锌粒和酸产生的氢生成砷化氢，经银盐溶液吸收后，形成红色胶态物，可与标准系列比较定量。

二、实验材料

1. 试剂

①三氯甲烷。

②辛醇。

③盐酸溶液(1+1)：量取100mL盐酸加水稀释至200mL，混匀。

④碘化钾溶液(150g/L)：称取15g碘化钾，加水溶解至100mL，混匀，临用时现配。

⑤酸性氯化亚锡溶液：称取40g氯化亚锡，盐酸溶解并稀释至100mL，加数粒金属锡。

⑥乙酸铅溶液(100g/L)：称取10g乙酸铅，加水溶解至100mL，混匀。

⑦乙酸铅棉花：量取乙酸铅溶液(100g/L)浸透脱脂棉后，压除多余溶液，并使疏松在100℃以下干燥后，贮存于玻璃瓶中。

⑧银盐溶液：称取0.25g二乙基二硫代胺基甲酸银，用少量三氯甲烷溶解，加入1.8mL三乙醇胺，再用三氯甲烷稀释至100mL，放置过夜，滤入棕色瓶中冰箱保存。

⑨氢氧化钠溶液(200g/L)：称取20g氢氧化钠固体于100mL水中溶解。

⑩砷标准贮备液(1.0mg/mL)：准确称取0.132g在硫酸干燥器中干燥过的或在100℃干燥2h的三氧化二砷，加5mL氢氧化钠溶液(200g/L)，溶解后加25mL硫酸(6+94)，移入1 000mL容量瓶中，加新煮沸冷却的水稀释至刻度，贮存于棕色玻塞瓶中。此溶液每毫升相当于0.10mg砷。

⑪砷标准使用液(1.00μg/mL)：精确吸取砷标准贮备液，用水逐级稀释至1.00μg/mL。

2. 仪器

分光光度计、测砷装置。

三、方法与步骤

1. 试样处理

固体干试样：称取 1.00～10.00g 经研磨或粉碎的试样，置于 100mL 具塞锥形瓶中，加入 20～40mL 盐酸溶液(1＋1)，以浸没试样为宜，置 70℃ 水浴保温 1h，取出冷却后，用脱脂棉或单层纱布过滤，用 20～30mL 水洗涤锥形瓶及滤渣，合并滤液于测砷锥形瓶中，使总体积约为 50mL。

2. 标准系列制备

吸取 0mL，1.0mL，3.0mL，5.0mL，7.0mL，9.0mL 砷标准使用液(相当 0 μg，1.0 μg，3.0 μg，5.0 μg，7.0 μg，9.0 μg 砷)，分别置于测砷瓶中，加水至 40mL，加入 8mL 盐酸溶液(1＋1)。

3. 测定

试样液及砷标准溶液中各加 3mL 碘化钾溶液(150g/L)，酸性氯化亚锡溶液 0.5mL，混匀，静置 15min。向试样溶液中加入 5～10 滴辛醇后，于试样液及砷标准溶液中各加入 3g 锌粒，立即分别塞上装有乙酸铅棉花的导气管，并使管尖端插入盛有 5mL 银盐溶液的刻度试管中的液面下，在常温下反应 45min 后，取下试管，加三氯甲烷补足至 5mL。用 1cm 比色杯，以零管调节零点，于波长 520nm 处测吸收光度，绘制标准曲线。

四、实验结果

试样中无机砷的含量按下式进行计算：

$$X = 1\,000\,(m_1 - m_2)/m_3 \times 1\,000 = (m_1 - m_2)/m_3$$

式中：X——试样中无机砷的含量，mg/kg 或 mg/L；

m_1——测定用试样溶液中砷的质量，μg；

m_2——试剂空白中砷的质量，μg；

m_3——试样质量或体积，g 或 mL。

计算结果保留两位有效数字。在重复性条件下获得的两次独立测定结果的绝对差值不得超过算术平均值的 10%。

第六节　菌落总数的测定

一、实验目的与原理

测定样品中的菌落总数。

菌落总数是指检样经过处理，在一定条件下(如培养基、培养温度和培养时间等)

培养后，所得每 g(mL)检样中形成的微生物菌落总数。

二、实验材料

1. 设备和材料

除微生物实验室常规灭菌及培养设备外，其他设备和材料如下：恒温培养箱、冰箱、恒温水浴箱、天平、均质器、振荡器、1mL 无菌吸管(具 0.01m 刻度)、10mL 无菌吸管(具 0.1mL 刻度)或微量移液器及吸头、无菌锥形瓶(容量 250mL，500mL)、无菌培养皿、精密 pH 试纸、放大镜、菌落计数器。

2. 培养基和试剂

平板计数琼脂培养基、磷酸盐缓冲液、无菌生理盐水。

三、方法与步骤

①在无菌操作条件下，将检样 25g 放于含有 225mL 灭菌生理盐水的无菌均质杯内，8 000 ~ 10 000r/min 均质 1 ~ 2min，制成 1:10 的样品均液。

②用 1.0mL 灭菌吸管吸取 1:10 稀释液 1.0mL，沿管壁徐徐注入含有 9.0mL 灭菌生理盐水的试管内(注意吸管尖端不要触及稀释液面)，振摇试管混合均匀，得到 1:100 的稀释液。

③另取 1.0mL 灭菌吸管，按上述操作继续向下做 10 倍稀释，如此每递增稀释 1 次，即换 1 支 1.0mL 吸管。

④根据食品卫生要求或对标本污染程度的估计，选择 2 ~ 3 个适宜稀释度，分别做 10 倍递增稀释的同时，即以吸取该稀释液的吸管移 1.0mL 稀释液于灭菌平皿内，每个稀释度做两个平皿。同时，分别将 1.0mL 灭菌生理盐水加入两个灭菌平皿内作空白对照。

⑤及时将凉至 46℃的营养琼脂(可放于 46℃ ±1℃水浴保温)约 15mL 注入平皿，并转动平皿使琼脂与样品液混合均匀。如果样品中可能含有在琼脂培养基表面弥漫生长的菌落时，可在凝固后的琼脂表面覆盖一薄层琼脂培养基(约 4mL)。

⑥待琼脂凝固后，翻转平板置 36℃ ±1℃温箱内培养 48h ±2h 取出，计算平板内菌落数，可用肉眼观察，必要时用放大镜或菌落计数器，记录稀释倍数和相应的菌落数量。菌落计数以菌落形成单位(CFU)表示。

选取菌落数在 30 ~ 300CFU 之间、无蔓延菌落生长的平板计数菌落总数。低于 30CFU 的平板记录具体菌落数，大于 300CFU 的可记录为多不可计。每个稀释度的菌落数应采用两个平板的平均数。

其中一个平板有较大片状菌落生长时，则不宜采用，而应以无片状菌落生长的平板作为该稀释度的菌落数；若片状菌落不到平板的 1/2，而其余 1/2 中菌落分布又很均匀，即可计算 1/2 个平板后乘以 2，代表一个平板菌落数。当平板上出现菌落间无明显界线的链状生长时，则将每条单链作为一个菌落计数。

四、实验结果

①应选择平均菌落数在 30 ~ 300 之间的稀释度，乘以稀释倍数。

②若有两个稀释度，其生长的菌落数在 30 ~ 300 之间，则视二者之比情况来决定。若其比值小于 2，应报告其平均数，若大于 2，则报告其中较小的数字。

③若所有稀释度的平均菌落数均大于 300，则应按稀释度最高的平均菌落数乘以稀释倍数报告。

④若所有稀释度的平均菌落数均小于 30 则应以稀释度最低的平均菌落数乘以稀释倍数报告。

⑤若所有稀释度均无菌落生长，则以小于 1 乘以最低稀释倍数报告。

⑥若所有稀释度的平均菌落数均不在 30 ~ 300 之间，其中一部分大于 300，而另一部分则小于 30，则以最接近 30 或 300 的平均菌落数乘以稀释倍数报告。

菌落数的计算结果在 100 以内时，按其实有数报告，小于 100 时采用两位有效数字，在两位有效数字后面的数值，以四舍五入方法来计算，为了缩短数字后面的零数也可用 10 的指数来表示。

第七节 大肠菌群的测定

一、实验目的与原理

测量定大肠菌群含量。

大肠菌群是指在一定培养条件下能发酵乳糖、产酸产气的需氧和兼性厌氧革兰阴性无芽孢杆菌，是检测受试物是否被粪便污染的重要指标。最大可能数(MPN)是基于泊松分布的一种间接计数方法。

二、实验材料

1. 设备和材料

除微生物实验室常规灭菌及培养设备外，其他实验材料如下：恒温培养箱、冰箱、恒温水浴箱、天平(感量 0.1g)、均质器、振荡器、无菌吸管或微量移液器及吸头、无菌锥形瓶、无菌培养皿、精密 pH 试纸。

2. 培养基和试剂

月桂基硫酸盐胰蛋白胨(LST)肉汤、煌绿乳糖胆盐(BGLB)肉汤、结晶紫中性红胆盐(VRBA)琼脂、磷酸盐缓冲液、无菌生理盐水、无菌 1mol/L NaOH 溶液、无菌 1mol/

L HCl 溶液。

三、方法与步骤

1. 样品的处理

①在无菌操作条件下，将检样25g放于含有225mL灭菌生理盐水的无菌均质杯内，8 000～10 000r/min均质1～2min，制成1∶10的样品均液。样品匀液的pH值应在6.5～7.5之间，必要时分别用无菌1mol/L NaOH溶液或无菌1mol/L HCl溶液调节。

②用1.0mL灭菌吸管吸取1∶10稀释液1.0mL，沿管壁徐徐注入含有9.0mL灭菌生理盐水的试管内（注意吸管尖端不要触及稀释液面），振摇试管混合均匀，得到1∶100的稀释液。

③根据对样品污染状况的估计，另取1.0mL灭菌吸管，按上述操作继续向下做10倍递增稀释，如此每递增稀释1次，即换1支1.0mL吸管。从制备样品匀液至样品接种完毕，全过程不得超过15min。

2. 初发酵试验

每个样品，选择3个适宜的连续稀释度的样品匀液（液体样品可以选择原液），每个稀释度接种3管月桂基硫酸盐胰蛋白胨（LST）肉汤，每管接种1mL，置于36℃±1℃培养24h±2h，观察发酵管管内是否有气泡产生，24h±2h产气者进行复发酵试验，如未产气则继续培养至48h±2h，产气者进行复发酵试验。未产气者为大肠菌群阴性。

3. 复发酵试验

用接种环从产气的LST肉汤管中分别取培养物1环，移种于煌绿乳糖胆盐（BGLB）肉汤管中，36℃±1℃培养48h±2h，观察产气情况。产气者，计为大肠菌群阳性管。

四、实验结果

大肠菌群最大可能数（MPN）的报告：按复发酵试验确证的大肠菌群LST阳性管数，检索MPN见表14-3，报告每克（毫升）样品中大肠菌群的MPN值。

表14-3　每克（毫升）检样中大肠菌群最可能数（MPN）的检索表

阳性管数			MPN	95%可信限		阳性管数			MPN	95%可信限	
0.1	0.01	0.001		上限	下限	0.1	0.01	0.001		上限	下限
0	0	0	<3.0	—	9.5	2	2	0	21	4.5	42
0	0	1	3.0	0.15	9.6	2	2	1	28	8.7	94
0	1	0	3.0	0.15	11	2	2	2	35	8.7	94
0	1	1	6.1	1.2	18	2	3	0	29	8.7	94
0	2	0	6.2	1.2	18	2	3	1	36	8.7	94
0	3	0	9.4	3.6	38	3	0	0	23	4.6	94

（续）

阳性管数			MPN	95% 可信限		阳性管数			MPN	95% 可信限	
0.1	0.01	0.001		上限	下限	0.1	0.01	0.001		上限	下限
1	0	0	3.6	0.17	18	3	0	1	38	8.7	110
1	0	1	7.2	1.3	18	3	0	2	64	17	180
1	0	2	11	3.6	38	3	1	0	43	9	180
1	1	0	7.4	1.3	20	3	1	1	75	17	200
1	1	1	11	3.6	38	3	1	2	120	37	420
1	2	0	11	3.6	42	3	1	3	160	40	420
1	2	1	15	4.5	42	3	2	0	93	18	420
1	3	0	16	4.5	42	3	2	1	150	37	420
2	0	0	9.2	1.4	38	3	2	2	210	40	430
2	0	1	14	3.6	42	3	2	3	290	90	1 000
2	0	2	20	4.5	42	3	3	0	240	42	1 000
2	1	0	15	3.7	42	3	3	1	460	90	2 000
2	1	1	20	4.5	42	3	3	2	1 100	180	4 100
2	1	2	27	8.7	94	3	3	3	>1 100	420	—

注1：本表采用3个稀释度[0.1g(mL)、0.01g(mL)和0.001g(mL)]，每个稀释度接种3管。表内所列检样量如改用1g(mL)、0.1g(mL)和0.01g(mL)时，表内数字应相应降低10倍；如改用0.01g(mL)、0.001g(mL)0.0001g(mL)时，则表内数字应相应提高10倍，其余类推。

第十五章　新资源食品的安全性评价

本章拟对某新资源食品——低聚木糖进行安全性评价，包括：急性毒性试验、非转基因成分抽检和药残抽检，以确定低聚木糖原料和成品的食用安全性。

第一节　急性毒性试验

一、实验目的与原理

　　急性毒性试验是毒性研究的第一步，主要测定某一药物使动物总体死亡 1/2 的剂量，即半数致死量或浓度（LD_{50}），了解受试化合物的急性毒作用强度、性质和可能的靶器官，为急性毒性定级、进一步试验的剂量设计和毒性判定指标的选择提供依据。

二、实验材料

1. 实验动物

雌雄小鼠各 10 只，体重在 18～22g。

2. 药品

最大溶解度低聚木糖水溶液、生理盐水（0.9%）。

3. 器材

灌胃针头、注射器（1mL）、量筒（10mL）、小烧杯（50、100mL）。

三、方法与步骤

　　①低聚木糖水溶液的制备：按评价标准配制溶液。

　　②将 20 只小鼠随即分为试验组和对照组，每组 10 只，雌雄各 5 只。

　　③将低聚木糖水溶液按每千克小鼠体重经口灌胃 100g，8：00 和 20：00 各灌胃 1 次，用生理盐水按同样方法作空白对照。

　　④观察 14d，记录动物中毒表现及死亡情况。

四、实验结果

　　灌胃给予受试物后，两种性别的小鼠均未见明显中毒症状，14d 内动物无死亡。因此认为该受试物对两种性别小鼠的急性毒性 LD_{50} 均大于 20 000mg/kg。

　　根据急性毒性试验分级标准，该样品属实际无毒物质。

第二节　非转基因检测

一、实验目的与原理

样品经过提取 DNA 后，针对转基因植物所插入的外源基因的基因序列设计出特异性引物，利用 PCR 方法，特异性扩增外源基因的 DNA 片段，根据 PCR 扩增结果，判断该样品中是否含有转基因成分。定期对原料、成品进行转基因成分和药物残留检测，以确保各项质量、安全指标符合国家标准。

二、实验材料

1. 引物
花椰菜病毒基因组的 35S 终止子、胭脂碱合成酶终止子。

2. 试剂
为分析纯或生化试剂，水为按照 GB/T 6682—2008 规定的一级水。

3. 器材
固体粉碎机及研钵、高速冷冻离心机、水浴培养箱、天平、高压灭菌器、高温干燥箱、纯水器、制冰机、漩涡振荡器、基因扩增仪、电泳仪、PCR 超净工作台、核酸蛋白分析仪、微量移液器、凝胶成像分析系统、实时荧光 PCR 仪。

三、方法与步骤

1. 样品制备
称取 20g 玉米芯粉和成品，经干热灭菌（150℃ 干热预处理 2h）或 120℃、30min 高压消毒处理的碾钵或粉碎机中碾碎样品至颗粒约 0.5mm 大小。

2. 模板 DNA 提取
根据不同提取原理的商品化基因组提取试剂盒，使用时按照操作说明书进行操作。选择商品化试剂盒的原则是所提取 DNA 质量好并且得率高。

3. PCR 扩增
（1）PCR 反应体系　检测转基因玉米中的内、外源基因的 PCR 反应体系见表 15-1。每个反应体系应设置两个平行反应。以转基因玉米或已知相应阳性质粒作为阳性对照，非转基因玉米作为阴性对照，以水代替模板 DNA 作为空白对照。

表 15-1　PCR 检测参考反应体系（50μL）

试剂名称	加入 PCR 反应体系的量
10×PCR 反应缓冲液	5μL
氯化镁（25mmol/L）	4μL
UNG 酶（1U/μL）	0.4μL
dNTP 溶液（各为 2.5mmol/L）	4μL
正义引物（10 pmol/μL）	1μL
反义引物（10 pmol/μL）	1μL
Taq 酶（5U/μL）	0.5μL
模板（样品的 DNA）	0.5~3μg
双蒸水	补足反应体系，使总体积为 50μL

注：反应体系中各试剂的量可根据具体情况或不同的反应总体积进行适当调整。

（2）反应体系对照的设置　进行 PCR 检测时反应体系必须设置阳性对照、阴性对照和空白对照。

①阳性对照：用 RRS 品系分子 DNA 标准样品提取的 DNA 作为模板。

②阴性对照：用非转基因大豆标物提取的 DNA 作为模板。

③空白对照：用配置反应体系的试验用水代替模板。

（3）PCR 反应循环参数　94℃预变性 2min。94℃变性 40s，55~58℃退火 60s，72℃延伸 60s，35 个循环。72℃延伸 5min。4℃保存。也可以根据不同的基因扩增仪对 PCR 反应循环做适当调整。

4. PCR 扩增产物电泳检测

用 1×TAE 电泳缓冲液制备 2% 的琼脂糖凝胶（凝胶融化后凉至 60℃左右时加入溴化乙锭，含量为 0.5μg/mL；或者在电泳后用溴化乙锭进行染色，也可以用其他染色剂）。按比例将 10μL 的 PCR 产物与上样缓冲液均匀混合，然后分别加入对应的凝胶孔中，同时加入合适的 DNA 分子量标记物，选择合适的电压（3~5V/cm）进行电泳，电泳时间为 20~40min。用凝胶成像分析系统进行观察分析并记录。

四、实验结果

1. 内源基因的检测

用针对玉米内源的 IVR 基因设计的引物对玉米 DNA 提取液进行 PCR 测试，阴性对照、阳性对照和待测样品均应被扩增出 226bp 的 PCR 产物。如未见有该 PCR 产物扩增，则说明 DNA 提取质量有问题，或 DNA 提取液中有抑制 PCR 反应的因子存在，应重新提取 DNA，直到扩增出该 PCR 产物。

2. 外源基因的检测

对玉米芯粉和成品 DNA 提取液进行外源基因的 PCR 测试，.如果阴性对照和空白对照未出现扩增条带，阳性对照和待测样品均出现预期大小的扩增条带，则可初步判定待测样品中含有可疑的该外源基因，应进行确证试验，依据确证试验的结果最终报告；如果待测样品中未出现 PCR 扩增产物，则可以断定待测样品中不含有该外源基因。

经检测结果为阴性，即玉米芯粉和成品不含有典型的基因片段，这说明低聚木糖为非转基因产品。

第三节　农药残留检测

一、实验目的

检测是否存在有机磷、有机氯、氨基甲酸酯和拟除虫菊酯类农药。

二、实验材料

1. 主要仪器设备

气相色谱-质谱联用仪（GC/MS）、液相色谱-串联质谱仪（LC-MS/MS）、Envi-18 柱、Envi-Carb 活性炭柱、Sep-Pak Alumina N 柱、Sep-Pak NH$_2$柱、加速溶剂萃取仪、氮吹仪、移液器（1mL）。

2. 试剂

乙腈、甲苯、丙酮、二氯甲烷、甲醇、无水硫酸钠、硅藻土。

3. 色谱条件

（1）气相色谱-质谱法

①色谱柱：DB-1701（30m×0.25mm×0.25μm）石英毛细管柱。

②柱温程序：初始温度40℃。保持1min，以30℃/min升至130℃，再以5℃/min升至250℃，再以10℃/min升至300℃，保持5min。

③进样口温度：290℃。

④离子源温度：230℃。

⑤GC-MS 接口温度：280℃。

⑥载气（He）流速：1.2mL/min。

⑦选择离子监测：每种化合物分别选择1个定量离子，2~3个定性离子。

⑧定性：保留时间及质谱图所选离子丰度比均相一致。

⑨定量：内标法单离子定量测定，内标物：环氧七氯，基质混合标准溶液。

（2）液相色谱－质谱法

①色谱柱：C18（150mm×2.1mm×3μm）或相当者。

②流动相及流速：水、乙腈，梯度洗脱，0.2mL/min。

③柱温：40℃。

④进样量：20μL。

⑤扫描方式：正离子扫描。

⑥检测方式：多反应监测。

⑦电喷雾电压：5 500V。

⑧离子源温度：350℃。

⑨定性：保留时间及质谱图所选离子丰度比均相一致。

⑩定量：外标标准曲线法；采用基质匹配标准溶液。

三、方法与步骤

1. 提取

称取试样 10g 与 10g 硅藻土混合，移入加速溶剂萃取仪的 34mL 萃取池中，在 10.34MPa、80℃ 条件下，加热 5min，静态萃取 3min，循环两次，然后用池体积 60% 的乙腈冲洗萃取池，并用氮气吹扫 100s。混匀萃取液，取 1/2（含油量较小的样品）或 1/4（含油量大的样品），待净化。

2. 净化

对 A，B，C，D 组农药（362 种），将萃取液过 Envi-18 柱，15mL 乙腈洗脱，40℃ 水浴浓缩至 1mL；对 E 组农药（43 种）将萃取液在旋转蒸发器上浓缩至 1mL，过 Sep-Pak Alumina N 柱（20mL 乙腈预洗），3×10mL 乙腈洗脱，洗脱液浓缩至 1mL。

在 Envi-Carb 柱中加入 2cm 无水硫酸钠并将其和 Sep-Pak 氨丙基柱串接，用 4mL 乙腈+甲苯（3+1）预淋，上样（1mL 样液），3 次 2mL 洗样液瓶，25mL 洗脱，40℃ 水浴浓缩至 0.5mL。对 A，B，C，D 组农药，用 2 次 5mL 正己烷溶剂转换，使最后体积为 1mL，加入 40μL 内标溶液后进 GC/MS。对 E 组农药，氮气吹干，迅速用乙腈+水（体积比为 3∶2）定容至 1mL，进 LC-MS/MS 测定。

3. 检测

根据不同检测要求，分别用气相色谱－质谱和液相色谱－串联质谱仪检测。

四、实验结果

方法检出限为 0.000 2～0.300 0mg/kg。

检测包括有机磷农药、溴氰菊酯类农药、六六六、滴滴涕等有机氯农药在内的 30 项，实验结果未发现有潜在的农药残留成分。

第四节　重金属检测

一、实验目的

检测样品中的重金属是否超标。

二、实验材料

1. 实验试剂

所用试剂均为分析纯以上试剂，水为去离子水。

2. 检测砷的试剂和仪器

（1）检测砷的试剂

①混合还原剂溶液：维生素 C5% + 硫脲溶液 5%。

②混合酸溶液：优级纯浓硝酸与优级纯高氯酸比例为 4∶1。

③砷标准溶液：1 000mg/kg，临用时配成所需浓度。

（2）检测砷仪器设备　AFS-830 双道原子荧光分光光度计。

3. 检测汞的试剂和仪器

（1）检测汞的试剂

①混合还原剂溶液：维生素 C5% + 硫脲溶液 5%。

②混合酸溶液：优级纯浓硝酸：优级纯高氯酸(4∶1)。

③汞标准溶液：1 000mg/kg，临用时配成所需浓度。

（2）检测汞的仪器设备　AFS-830 双道原子荧光分光光度计。

三、方法与步骤

（一）砷的检测

1. 样品处理

称取 0.2 ~ 0.5g 样品于三角瓶中，加 10mL 混合酸，将三角瓶置于电热板上，调温度为 80℃，使其低温炭化，待样品液呈棕色透明时，即炭化完全。继续升温至 120 ~ 180℃，如混合酸不足，可随时补加。待样品溶液变成无色或微带黄色清亮液体时，即消化完全，冷却至室温，加 15mL 水，再加热至冒白烟，取下后，加入混合还原剂溶液 5mL，定容至 25mL。同时做空白实验。

2. 标准系列的制备

配置一系列浓度的标准溶液，0、1、2、4、6、8、10ng/mL，加入混合还原剂溶液

5mL，定容至 25mL。

3. 样品及标准的测定

用 AFS-830 双道原子荧光分光光度计进行测定标准系列和样品。

4. 计算

$$w = \frac{m_1 \times V_1}{m_2 \times 1\,000}$$

式中：w——样品中砷的含量，$\mu g/g$（mg/kg）；

m_1——测定用消化液从标准曲线查得的质量 ng；

m_2——样品质量，g；

V_1——定容体积，mL。

结果的表述：报告算术平均值的两位有效数。相对相差不大于 15%。该方法检出限：0.01mg/kg。

（二）汞的检测

1. 样品处理

称取 0.2~0.5g 样品于三角瓶中，加 10mL 混合酸，置于电热板上，80℃ 低温炭化，待样品液呈棕色透明，即炭化完全。继续升温至 120~180℃，如混合酸不足，可随时补加。待样液变成无色或微带黄色清亮液体时，即消化完全，放冷，加 15mL 水，再加热至冒白烟，取下，加入混合还原剂溶液 5mL，定容至 25mL。同时做空白实验。

2. 标准系列的制备

配置一系列浓度的标准溶液，使其浓度为 0、0.1、0.2、0.4、0.6、0.8、1.0ng/mL，定容至 25mL。

3. 样品及标准的测定

用 AFS-830 双道原子荧光分光光度计进行测定标准系列和样品。

4. 计算

$$w = \frac{m_1 \times V_1}{m_2 \times 1\,000}$$

式中：w——样品中汞的含量，$\mu g/g$（mg/kg）；

m_1——测定用消化液从标准曲线查得的质量，ng；

m_2——样品质量，g；

V_1——定容体积，mL。

结果的表述：报告算术平均值的两位有效数。相对相差不大于 15%。检出限 0.15μg/kg。

四、实验结果

砷、汞未超标。

玉米芯粉及其成品中所含有的重金属砷和汞未超过国家规定的限量标准，这说明新检测的低聚木糖食品是安全的。

第五节　遗传毒理学试验

一、鼠伤寒沙门菌/哺乳动物微粒体酶试验（Ames 试验）

（一）实验目的与原理

本方法适用于评价食品生产、加工、贮存、运输和销售过程中所涉及的可能对健康造成危害的化学、生物和物理因素的致突变作用。

（二）实验材料

1. 仪器

①实验室常用设备。

②低温高速离心机、低温冰箱（-80℃）或液氮罐、洁净工作台、恒温培养箱、恒温水浴、蒸气压力锅、匀浆器等。

2. 试剂

培养基成分或试剂除说明外至少应是化学纯，无诱变性。避免重复高温处理，选择适当保存温度和期限，如肉汤保存于4℃不超过6个月，其他详见下述各培养基及溶液说明。

（1）营养肉汤培养基

牛肉膏	2.5g
胰胨（或混合蛋白胨）	5.0g
氯化钠	2.5g
磷酸氢二钾（$K_2HPO_4 \cdot 3H_2O$）	1.3g
蒸馏水	500mL

加热溶解，调 pH 值至 7.4，分装后 0.103MPa 20min 灭菌，普通冰箱保存备用，保存期不超过6个月。

（2）营养肉汤琼脂培养基

琼脂粉	1.5g
营养肉汤培养基	100mL

加热熔化后调 pH 值为 7.4，0.103MPa 20min 灭菌。

（3）底层培养基所需试剂及配制

①磷酸盐贮备液：

磷酸氢钠铵（$NaNH_4HPO_4 \cdot 4H_2O$）	17.5g

柠檬酸($C_6H_8O_7 \cdot H_2O$)	10.0g
磷酸氢二钾(K_2HPO_4)	50.0g
硫酸镁($MgSO_4 \cdot 7H_2O$)	1.0g

加蒸馏水至100mL，0.103MPa 20min 灭菌

注：待其他试剂完全溶解后再将硫酸镁缓慢放入其中继续溶解，否则易析出沉淀。

②40%葡萄糖溶液：

葡萄糖	40.0g
加蒸馏水至	100mL，0.055MPa 灭菌20min

③1.5%琼脂培养基：

琼脂粉	6.0g
蒸馏水	400mL

熔化后0.103MPa 灭菌20min

④底层培养基(无菌操作)：趁热(80℃)，在灭菌琼脂培养基中(400mL)依次加入：

磷酸盐贮备液	8mL/L
40%葡萄糖溶液	20mL

充分混匀，待凉至80℃左右时倒平皿，每皿(φ90mm)25mL，37℃培养过夜以除去水分及检查有无污染。

(4)顶层培养基的成分及制备

①顶层琼脂：

琼脂粉	3.0g
氯化钠	2.5g
加蒸馏水至	500mL

②0.5mmol/L 组氨酸-生物素溶液(诱变试验用)：

D-生物素(相对分子质量244)	30.5mg
L-组氨酸(相对分子质量155)	17.4mg

加蒸馏水至250mL。

③顶层培养基制备：加热熔化顶层琼脂，每100mL顶层琼脂中加10mL 10.5mol/L组氨酸-生物素溶液。混匀，分装在100mL三角瓶中，0.103MPa 20min 灭菌。用时熔化分装小试管，每管2mL，在45℃水浴中保温。

(5)特殊试剂和培养基的配制

① 0.8%氨苄青霉素溶液(鉴定菌株用，无菌配制)：称取氨苄青霉素40mg，用0.02mol/L氢氧化钠溶液稀释至5mL，保存于冰箱。

② 0.1%结晶紫溶液(鉴定菌株用)：称取100mg结晶紫，溶于100mL无菌水。

③ L-组氨酸溶液和0.5mol/L D-生物素溶液(鉴定菌株用)：称取L-组氨酸0.4043g和D-生物素12.2mg，分别溶于100mL蒸馏水，0.103MPa 20min 灭菌，保存于4℃冰箱。

④ 0.8%四环素溶液(用于四环素抗性试验和氨苄青霉素-四环素平板)：称取40mg四环素，用0.02mol/L盐酸稀释至5mL，保存于4℃冰箱。

⑤氨苄青霉素平板(用作 TA97、TA98、TA100 菌株的主平板)和氨苄青霉素-四环素平板(用作 TA102 菌株的主平板)每 1 000mL 中由以下成分组成：

底层培养基	910mL
磷酸盐贮备液	20mL
40% 葡萄糖溶液	50mL
组氨酸水溶液(0.404 3g/100mL)	10mL
0.5mol/L 生物素	6mL
0.8% 氨苄青霉素溶液	3.15mL
0.8% 四环素溶液	0.25mL

四环素仅在使用对四环素有抗性的 TA102 时加入。以上成分均需分别灭菌或在无菌条件下制备。

⑥组氨酸-生物素平板(组氨酸需要试验用)每 1 000mL 中由以下成分组成：

底层培养基	914mL
磷酸盐贮备液	20mL
40% 葡萄糖溶液	50mL
组氨酸水溶液(0.404 3g/100mL)	10mL
0.5mol/L 生物素	6mL

以上成分均已分别灭菌。

⑦二甲基亚砜：光谱纯，0.103MPa 20min 灭菌。

(6)S9 辅助因子(混合液试剂)的配制

①0.4mol/L 氯化镁(MgCl$_2$)溶液：称取 3.8g，加蒸馏水稀释至 100mL。

②1.65mol/L 氯化钾(KCl)溶液：称取 12.3g，加蒸馏水稀释至 100mL。

③0.2mol 磷酸盐缓冲液(pH7.4)，每 500mL 由以下成分组成：

磷酸氢二钠(Na$_2$HPO$_4$)(14.2g/500mL)	440mL
磷酸二氢钠(NaH$_2$PO$_4$·H$_2$O)(13.8g/500mL)	60mL

调 pH 值至 7.4，0.103MPa 20min 灭菌或滤菌。

④辅酶-Ⅱ(氧化型)溶液：准确称取辅酶-Ⅱ，用无菌蒸馏水溶解配制成 0.025mol/L 溶液，低温保存(-20℃以下)。

⑤葡萄糖-6-磷酸钠盐溶液：称取葡萄糖-6-磷酸钠盐，用无菌蒸馏水溶解配制成 0.05mol/L，低温保存(-20℃以下)。

(7)10% S9 混合液的配制　每 10mL 由以下成分组成，临用时配制。

磷酸盐缓冲液(0.2mol/L，pH7.4)	6.0mL
氯化钾溶液(1.65mol/L)	0.2mL
氯化镁溶液(0.4mol/L)	0.2mL
葡萄糖-6-磷酸盐溶液(0.05mol/L)	1.0mL
辅酶Ⅱ溶液(0.025mol/L)	1.6mL
肝 S9 液	1.0mL

混匀，置冰浴中待用。

(8)活化系统(S9 和 S9 混合液)的制备　用哺乳动物(大鼠或小鼠均可),经诱导剂处理后处死,取肝脏组织制备匀浆,9 000g 离心,上清液为 S9 组分,与辅助成分以适当比例混合成为 S9 混合液,用作试验中的代谢活化系统。

①大鼠肝 S9 的诱导和制备:选健康雄性成年 Wistar 大鼠,体重150g 左右,周龄5~6 周。将多氯联苯溶于玉米油中,浓度为 200mg/mL,按 500mg/kg(体重)无菌操作一次腹腔注射,5d 后断头处死动物,取出肝脏称重后,用新鲜冰冷的 0.15mol/L 氯化钾溶液连续冲洗肝脏数次,以便除去能抑制微粒体酶活性的血红蛋白。每克肝(湿重)加 0.1mol/L 氯化钾溶液3mL,连同烧杯移入冰浴中,用消毒剪刀剪碎肝脏,在玻璃匀浆器(低于4 000r/min,往复1~2min),或组织匀浆器(20 000r/min,1min)中制成肝匀浆。以上操作需注意无菌和局部冷环境。

将制成的肝匀浆在低温(0~4℃)高速离心机上,以 9 000g 离心 10min,吸出上清液为 S9 组分,分装于无菌冷冻管或安瓿中,每安瓿 2mL 左右,最好用液氮或干冰速冻后置 -80℃低温保存。

S9 制成后,经无菌检查,蛋白含量测定(Lowry 法),每毫升蛋白含量应不超过40mg,因过量蛋白将会抑制回复突变率,并经间接致癌物(诱变剂)鉴定其生物活性合格后贮存于深低温或冰冻干燥,保存期不超过一年。

②S9 混合液配制:由 S9 液和辅助因子(S9 混合液试剂)组成,辅助因子按 Ames[1983 的配方,低温(-20℃以下)]贮存。混合液临用时新鲜无菌配制,或滤过除菌。一般按 1:9 配成 10% 混合液。用每皿 0.5mL S9 混合液(含 20~50μL S9)测定其对已知阳性致癌物(诱变剂)的生物活性,确定最适用量,或者按一般用量,即每平皿 0.5mL S9 混合液(含 S9 50μL)。S9 活性和用量应在报告中予以说明。

3. 菌株及其鉴定和保存

(1)试验菌株　采用四株鼠伤寒沙门菌突变型菌株 TA97、TA98、TA100、TA102。TA97 和 TA98 可检测各种移码型诱变剂;TA100 可检测引起碱基对置换的诱变剂;TA102 能检出其他测试菌株不能检出或极少检出的某些诱变剂,如甲醛、各种过氧化氢化合物和丝裂霉素 C 等交联剂。一般用来测试受试物诱变性时,必须通过 4 个菌株的检测。必要时可增加 TA1535、TA1537 或 TA104 任一菌株。

(2)菌株的鉴定　菌株特性应与 Ames 试验标准相符。突变型菌的某些特性易丢失或变异,遇到下列情况应鉴定菌株的基因型:①在收到培养菌株后;②当制备一套新的冷冻保存株或冰冻干燥菌株时;③当每皿自发回变数不在正常范围时;④当对标准诱变剂丧失敏感性时;⑤使用主平板传代时;⑥投入使用前。

鉴定方法如下:

①增菌培养:在 5mL 营养肉汤培养基中接种贮存菌培养物,于 37℃振荡(100 次/min)培养 10h 或静置培养 16h 备用。

②组氨酸缺陷型的鉴定:加热熔化底层培养基两瓶(一瓶不加组氨酸,一瓶加组氨酸),不加组氨酸者每 100mL 底层培养基中加 0.5mg 分子 D-生物素 0.6mL;加组氨酸者每 100mL 底层培养基中加 L-组氨酸(每 100mL 中含 0.404 3g)1mL 和 0.5mg 分子 D-生物素 0.6mL,冷却至 50℃左右,各倒两个平皿。

接种：取有组氨酸和无组氨酸培养基平皿各一个，按菌株号顺序各取一白金耳菌液划线（直线）接种在培养基表面，37℃培养48h。

结果判定：四株菌在有组氨酸培养基平皿表面各长出一条菌膜，无组氨酸培养基平皿上除自发回变菌落外无菌膜，说明受试菌株确为组氨酸缺陷型。

③脂多糖屏障缺陷的鉴定：加热熔化营养肉汤琼脂培养基。

接种：取菌液0.1mL移入平皿，迅速将营养肉汤琼脂培养基（冷却至50℃左右）适量倒入平皿，混匀，平放凝固。将无菌滤纸片一片放入已凝固的培养基平皿中央，用移液器在滤纸片上滴加0.1%结晶紫溶液10μL，37℃培养24h，每个菌做一个平皿。

结果：阳性者在纸片周围出现一个透明的抑制带，说明存在rfa（深粗型）突变。这种变化允许某些大分子物质进入细菌体内并抑制其生长。TA97、TA98、TA100和TA102均有抑制带，野生型鼠伤寒沙门菌没有抑制带。

④R因子的鉴定：加热熔化营养肉汤琼脂培养基，冷却至50℃左右，适量倒入平皿中，平放凝固，用移液器吸0.8%氨苄青霉素10μL，在凝固的培养基表面依中线涂成一条带，待氨苄青霉素溶液干后，用接种环与氨苄青霉素带相交叉划线接种要鉴定的菌株，并且接种一个不具有R因子的菌株作氨苄青霉素抗性的对照（一个平皿可同时鉴定几个菌株），37℃培养24h。

结果判定：4个菌株经过24h培养，在氨苄青霉素带的周围依然生长不受抑制，即有抗氨苄青霉素效应，证明它们都带有R因子。

⑤四环素抗性的鉴定：用移液器各吸取5~10μL 0.8%四环素溶液和0.8%氨苄青霉素溶液，在营养肉汤琼脂培养基平皿表面依中线涂成一条带，待四环素和氨苄青霉素液干后，用接种环与四环素和氨苄青霉素带相交叉划线接种TA102和一种有R因子的菌株（做四环素抗性的对照），37℃培养24h。

结果判定：TA102菌株生长不受抑制，对照菌株有一段生长抑制区，表明TA102菌株有抗四环素效应。

⑥uvrB修复缺陷型的鉴定：在营养肉汤琼脂培养基平皿表面用接种环划线接种需要的菌株。接种后的平皿一半用黑纸覆盖，在距15W紫外线灭菌灯33cm处照射8s，37℃培养箱中孵育24h。

结果判定：对紫外线敏感的3个菌株（TA97、TA98、TA100）仅在没有照射过的一半生长，具有野生型切除修复酶的菌株TA102仍能生长。

⑦自发回变率的测定：准备底层培养基平皿8个。熔化顶层培养基8管，每管2mL，在45℃水浴中保温。在每管顶层培养基中，分别加入待鉴定的测试菌株的菌液0.1mL，一式二份，轻轻摇匀，迅速将此试管的内容物倾入已固化的底层培养基平皿中，转动平皿，使顶层培养基均匀分布，平放固化，37℃培养48h计数菌落数。

结果：每一株的自发回变率应落在正常范围内。

（3）菌株的保存　鉴定合格的菌种应保存在深低温（如-80℃）或加入9%光谱级DMSO作为冷冻保护剂，保存在液氮条件下（-196℃），或者冰冻干燥制成干粉，4℃保存。除液氮条件外，保存期一般不超过2年，主平板贮存在4℃，2个月后丢弃，TA102主平板保存两周应该丢弃。

4. 试验设计和受试物的特殊处理

（1）剂量设计　决定受试物最高剂量的原则是对试验菌株的毒性和受试物的溶解度。对于纯的化学物质，一般最低剂量为每平皿 $0.2\mu g$，最高剂量为 5mg，或溶解度允许，或饱和浓度，或对细菌产生最小毒性浓度，每种受试物在允许最高剂量下用 4 个（含 4 个）以上剂量，每剂量间隔不超过 5 倍，每个剂量应做 3 个平皿，否则应说明选定剂量的理由。

（2）溶剂　可选用水、二甲基亚砜（每皿不超过 0.4mL），或其他溶剂（毒性剂量以下）。

（3）受试物的特殊处理　若遇特殊样品作非常规处理时应在报告中说明。对以下几种情况可作如下处理：

①含组氨酸样品：根据食品中测得的组氨酸含量若能诱发回变率的增高可加设组氨酸平行对照组；或将检品经 XAD-Ⅱ 树脂柱过滤洗脱预处理。

②食品包装材料及其制品成分：根据材料或制品的组成成分，可分别采取过筛抽提、蒸发残渣等技术处理。

③挥发性样品：可采用真空干燥器处理等方法。

④天然植物材料：可按植物化学方法制备粗制品或纯制品。

（三）方法与步骤

用平板掺入法。

①增菌培养：取营养肉汤培养基 5mL，加入无菌小三角瓶或无菌试管中，将主平板或冷冻保存的菌株培养物接种于营养肉汤培养基内，37℃振荡（100 次/min）培养 10h 至对数增长期，每毫升不少于 $1\times10^9\sim2\times10^9$ 活菌数，培养瓶可用黑纸包裹，以防光线照射细菌。

②底层培养基平皿若干个。

③熔化顶层培养基分装于无菌小试管，每管 2mL，在 45℃ 水浴中保温。

④在保温的顶层培养基中依次加入测试菌株新鲜增菌液 0.1mL，混匀；加受试物 $0.05\sim0.2$mL（需活化时加 10% S9 混合液 0.5mL），再混匀，迅速倾入底层培养基上，转动平皿使顶层培养基均匀分布在底层上，平放固化，37℃培养 48h 观察结果。

⑤另做一阳性对照和空白对照，不加测试物只加标准诱变剂或溶剂，如二甲基亚砜（光谱纯或分析纯），其他方法同上。

（四）实验结果

若受试物的回变菌落数为自发变菌数的 2 倍以上，并具有剂量-反应关系判定为阳性。整套试验在相同条件下重复两次。

两次试验中受试物各剂量组的回变菌落数均未超过自发回变菌落数的 2 倍，亦无剂量反应关系，说明在加与不加 S9 时该样品对鼠伤寒沙门菌 TA97、TA98、TA100、TA102 菌株均未呈现遗传毒性。

以上结果说明低聚木糖无遗传毒性。

二、小鼠精子畸形试验

(一)实验目的与原理

本方法适用于评价食品生产、加工、贮存、运输和销售过程中所涉及的可能对健康造成危害的化学、生物和物理因素的遗传毒性。

(二)实验材料

全部试剂除注明外,均为分析纯,试验用水为蒸馏水。
①动物实验室常用设备。
②生物显微镜。
③甲醇。
④1% ~2%伊红染色液:称取伊红 1 ~2g,溶于 100mL 蒸馏水备用。
⑤成年雄性小鼠 25 只,6 ~8 周龄、体重 25 ~35g。动物购买后适应环境 3 ~5d。

(三)方法与步骤

1. 剂量与分组

①受试物应设 3 个剂量组,最高剂量组原则上为动物严重中毒表现和/或个别动物出现死亡的剂量,一般可取 1/2 LD_{50},低剂量组应不表现出毒性,分别取 1/4 和 1/8 LD_{50} 作为中、低剂量。

②急性毒性试验给予受试物最大剂量(最大使用浓度和最大灌胃容量)动物无死亡而求不出 LD_{50} 时,高剂量组则按以下顺序:a. 10 000mg/kg 体重;b. 人的可能摄入量的 100 倍;c. 一次最大灌胃剂量进行设计,再下设中、低剂量组。另设溶剂对照组和阳性对照组。每组至少有 5 只存活动物。阳性物采用环磷酸胺 40mg/(kg·d)经口灌胃。

2. 受试物配制

受试物于灌胃前新鲜配制,一般用蒸馏水作为溶剂,如受试物不溶于水,可用食用油、医用淀粉等配成乳化液或悬浊液。

3. 实验动物的处理

经口给予,连续 5d,于首次给受试物后的第 35d 处死。

4. 标本制备

用颈椎脱臼法处死小鼠,取出二侧附睾,放入盛有适量生理盐水(1mL)的小烧杯中或放入盛有 2mL 生理盐水的平皿中。用眼科剪将附睾纵向剪 1 ~2 刀,静止 3 ~5min,轻轻摇动。用四层擦镜纸或合成纤维血网袋过滤,吸滤液涂片。空气干燥后,用甲醇固定 5min 以上干燥。用 1% ~2%伊红染色 1h,用水轻冲,干燥。

5. 阅片

(1)阅片要求 在低倍镜下(用绿色滤光片)找到背景清晰精子重叠较少的部位,用高倍镜顺序检查精子形态，计数结构完整精子。精子有头无尾(轮廓不清)或头部与其他精子或碎片重叠，或明显是人为剪碎者，均不计算，每只动物至少检查 1 000 个精子。

(2)精子畸形的类型　精子畸形主要表现在头部，其次为尾部，畸形类型可分为无钩、香蕉形、胖头、无定形、尾折叠、双头、双尾等。异常精子均应记录显微镜的坐标数，以备查询。并分别记录异常类型，以便统计精子畸形率及精子畸形类型的构成比。判断双头、双尾畸形时，要注意与二条精子的部分重叠相鉴别，判断无定形时要与人为剪碎及折叠相鉴别。

(四)实验结果

根据我国卫生部颁发的《食品安全性毒理学评价程序和方法》，处理组动物的精子畸形率达到或超过阴性对照组 2 倍时，即表明受试物对动物精子有实际致畸作用。在本试验中，阳性对照组动物精子的畸形率是阴性对照组的 2.63 倍，即阳性组受试物对动物精子有致畸作用。而 3 个的处理组小鼠精子畸形率与阴性对照组之间无显著差异($P > 0.05$)，而与阳性对照组相比差异显著($P < 0.01$)。

以上说明低聚木糖对受试小鼠的精子没有致畸作用。

三、小鼠睾丸染色体畸形试验

(一)实验目的与原理

本方法适用于评价食品生产、加工、贮存、运输和销售过程中所涉及的可能对健康造成危害的化学、生物和物理因素对整体哺乳动物睾丸生殖细胞染色体的损伤。

(二)实验材料

全部试剂除注明外，均为分析纯，试验用水为蒸馏水。
①实验室常用设备。
②1%柠檬酸三钠(分析纯)：取 1g 柠檬酸三钠，加蒸馏水至 100mL。
③60%冰乙酸(分析纯)：取 60mL 冰乙酸，加蒸馏水至 100mL。均宜新鲜配制。
④实验动物：选用健康成年雄性小鼠 25 只，体重 25 ~ 30g，随机分 5 组。动物购买后于试验前适应环境 3 ~ 5d。

(三)方法与步骤

1. 剂量及分组

受试物应设 3 个剂量组，最高剂量组原则上为动物出现严重中毒表现和/或个别动物出现死亡的剂量，一般可取 $1/2LD_{50}$，低剂量组应不表现出毒性，分别取 1/4 和 $1/8LD_{50}$ 作为中、低剂量。急性毒性试验给予受试物最大剂量(最大使用浓度和最大灌胃容量)动物无死亡而求不出 LD$_{50}$ 时，高剂量组则以下顺序：①10 000mg/kg；②人的可能摄入量的 100 倍；③一次最大灌胃剂量进行设计，再下设中、低剂量组。同时另设溶剂对照组和阳性对照组。每组至少 5 只存活动物。

所选用的阳性物在体内应能引起精细胞染色体结构畸变。可采用不同于受试物的给予途径一次给予阳性物。可采用丝裂毒素 C(1.5～2mg/kg，腹腔注射，1 次)或环磷酰胺(40mg/kg，腹腔注射，每天 1 次，连续 5d)。

2. 受试物配制

一般用蒸馏水作溶剂，如受试物不溶于水，可用食用油、医用淀粉、羧甲基纤维素等配成乳浊液或悬浊液。受试物应于灌胃前新鲜配制，除非有资料表明以溶液(或悬浊液、乳浊液等)保存具有稳定性。

3. 实验动物的处理

灌胃给予受试物，每天一次，连续 5d。各组均于第一次给予受试物后的第 12～14d 将受试动物处死制片。动物处死前 6h 腹腔注射秋水仙素 4～6mg/kg(注射体积 0.1～0.2mL/10g)。秋水仙素宜当天新鲜配制。用颈椎脱臼法处死小鼠。

4. 标本制备

(1)取材　取出两侧睾丸，去净脂肪，于低渗液中洗去毛和血污，放入盛有适量 1% 柠檬酸三钠或 0.4% 氯化钾溶液的小平皿中。

(2)制片

①低渗：以眼科镊撕开被膜，轻轻地分离曲细精管，室温下低渗，低渗时间视具体条件而定。

②固定：仔细吸尽低渗液，加固定液(甲醇：冰乙酸 = 3∶1)10mL 固定。第一次不超过 15min，倒掉固定液后，再加入新的固定液固定 20min 以上。

③离心：吸尽固定液，加 60% 冰乙酸 1～2mL，待大部分曲细精管软化完后，立即加入倍量的固定液，打匀、移入离心管，以 1 000r/min 离心 10min。

④滴片：弃去大部分上清液，留下约 0.5～1.0mL，充分打匀制成细胞混悬液，将细胞混悬液均匀地滴于冰水玻片上。每个样本制得 2～3 张。空气干燥或微热烘干。

⑤染色：用 1∶10 Giemsa 液(pH6.8)染色 20～40min。

5. 阅片

在低倍镜下按顺序寻找背景清晰、分散良好、染色体收缩适中的中期分裂相，然后在油镜下进行分析。

(四)实验结果

实验结果显示 3 个处理组的常染色体断片率、性染色体断片率、染色体畸变率分别为 0.4%、2.2%、0；0.8%、2.2%、0.2%；0.4%、3.4%、0.2%，和阴性对照组之间无显著差异($P > 0.05$)，故该实验为阴性。

（五）结论与讨论

以上说明低聚木糖样品对小鼠睾丸染色体无畸变作用。

四、小鼠骨髓嗜多染红细胞微核试验

（一）实验目的与原理

本方法适用于评价食品生产、加工、贮存、运输和销售过程中所涉及的可能对健康造成危害的化学生物和物理因素对小鼠骨髓细胞的遗传毒性。

（二）实验材料

（1）试剂　全部试剂除注明外均为分析纯，试验用水为蒸馏水。

① 0.1% 秋水仙素：置于棕色瓶中，冰箱保存。

② 2.2% 柠檬酸钠。

③ pH7.4 磷酸盐缓冲液：

1/15mol/L 磷酸氢二钠溶液：磷酸氢二钠（Na_2HPO_4）9.47g 溶于 1 000mL 蒸馏水中。

1/15mol/L 磷酸二氢钾溶液：磷酸二氢钾（KH_2PO_4）49.07g 溶于 1 000mL 蒸馏水中。

将磷酸氢二钠溶液 80mL 与磷酸二氢钾溶液 20mL 混合，用 pH 计测定并调节 pH 值至 7.4。

④ 0.075mol/L 氯化钾溶液。

⑤ 甲醇（分析纯）：冰乙酸（分析纯）以 3:1 混合，临用时现配。

⑥ Giemsa 溶液：

Giemsa 贮备液：取 Giemsa 染料 3.8g，置玛瑙乳钵中，加少量甲醇研磨，逐渐加甲醇至 375mL。溶解后再加 125mL 纯甘油，于 37℃温箱保温 48h，在此期间摇动数次，放置 1~2 周过滤备用。

Giemsa 应用液：取 1mL 贮备液加入 10mL pH7.4 磷酸缓冲液。

（2）仪器与设备　实验室常用设备、恒温水浴锅 37℃ ±5℃、离心机、生物显微镜。

（3）实验动物　常用健康年轻的成年小鼠。体重 25~30g，雄性小鼠 50 只，随机分为 5 组，每组 10 只。动物购买后适应环境至少 3d。

（三）方法与步骤

1. 剂量及分组

设 2 500、5 000、10 000mg/kg 3 个剂量组，另设蒸馏水阴性对照和阳性对照，阳性物用环磷酰胺（40mg/kg）经口给予。

2. 受试物配制

一般用蒸馏水作溶剂，如受试物不溶于水，可用食用油、医用淀粉、羧甲基纤维素等配成乳浊液或悬浊液。受试物应于灌胃前新鲜配制，除非有资料表明以溶液（或悬浊液、乳浊液等）保存具有稳定性。

3. 实验动物的处理

经口给予受试物 2～4 次，每次间隔 24h，在末次给受试物后 18～24h 取材。必要时可先用一个剂量的 3 只动物，于给受试物后 6、24、48h 分别处死动物取材，以选择处死动物的最适时间。在一次给受试物时也可每个剂量组用 15 只动物，于 6、24、48h 后分别各组颈椎脱臼处死 5 只动物取材。处死动物前 2～4h，按 4mg/kg 腹腔注入秋水仙素。

4. 标本制备

（1）取材　取股骨，去附着的肌肉，剪去两端骨骺，用带针头的注射器吸取 2～4mL 2.2% 柠檬酸钠溶液，将骨髓洗入 10mL 离心管中，反复冲洗数次直至股骨断面由红色变粉色，然后以 1 000～1 500r/min 离心 10min，弃去上清液。

（2）制片　离心后的沉淀物加入 4mL 0.075mol/L 氯化钾溶液，混匀后在 37℃ 水浴或恒温箱中放置 10～20min，再以 1 000～1 500r/min 离心，弃去上清液。

将新配制的甲醇-冰乙酸固定液 4mL 沿管壁加入受试物中，10～15min 后，用吸管将细胞团块打碎继续固定 10～15r/min，以 1 000r/min 离心 10min 弃去上清液，再加固定液 4mL 静置 20min 后离心，弃去上清液，用吸管混匀制成 0.5～1.0mL 细胞悬液。

先将洗净的载玻片保存于水中备用。自水中取出载玻片，倾斜 30℃ 放置，立即吸取细胞悬液在玻片的 1/3 处滴 3 滴，轻吹细胞悬液扩散平铺于玻片上。每个标本制 2～3 张玻片，空气中自然干燥。

临用时取 Giemsa 贮备液 1mL、磷酸盐缓冲液 10mL，置染色缸中，将涂片浸于染液中染色 15min 左右，取出玻片用水冲洗，空气中自然干燥。

5. 阅片

（1）阅片要求　在低倍镜下检查制片质量，制片应为全部染色体较集中，而各个染色体分散、互不重叠、长短收缩适中、两条单体分开、清楚地显示出着丝点位置、染色体呈红紫色。用油镜进行细胞中期染色体分析。每只动物分析 100 个中期相细胞，每个剂量组不少于 1 000 个中期相细胞。

（2）观察项目

①染色体数目的改变：

非整倍体：亚二倍体或超二倍体。

多倍体：染色体成倍增加。

内复制：包膜内的特殊形式的多倍化现象。

②染色体结构的改变：

断裂：损伤长度大于染色体的宽度。

微小体：较断片小而呈原形。

有着丝点环：带有着丝点部分，两端形成环状结构并伴有一双无着丝点断片。

无着丝点环：成环状结构。

单体互换：形成三辐体，四辐体或多种形状的图像。

双微小体：成对的染色质小体。

裂隙：损伤的长度小于染色单体的宽度。

非特定性型变化：如粉碎化、着丝点细长化、黏着等。

6. 记录微核细胞数

采用双盲法阅片。每只动物计数 1 000 个嗜多染红细胞，观察含有微核的嗜多染红细胞数，计算微核细胞率，千分率表示。

（四）实验结果

试验结果表明，各剂量下的微核率分别为 0.20%、0.20%、0.22%。处理组和阴性对照组相比，微核率没有显著差异，而与阳性对照组相比差异显著。

以上说明所测低聚木糖样品小鼠骨髓嗜多染红细胞微核试验为阴性，即该样品无致小鼠骨髓嗜多染红细胞微核产生作用。

第六节　90d 喂养试验

一、实验目的与原理

在了解了受试物的溶解特征、稳定性等理化性质的前提下，并通过动物急性毒性试验及遗传毒性试验所取得的有关毒性的初步资料之后，进行大鼠 90d 喂养试验，以了解较长时期反复接触受试物后对大鼠的毒作用性质，确定 NOAEL 可为慢性毒性试验的剂量选择和观察指标提供依据，并以此为依据外推到人和畜禽，以评估低聚木糖对人体和畜禽健康可能引起的潜在危害。

二、实验材料

1. 实验动物

选择急性毒性试验已证明为对受试物敏感的动物种属和品系，一般选用啮齿类动物大鼠。为了观察受试物对生长发育的影响，使用雌、雄两种性别的离乳大鼠（出生后 4 周），试验开始时动物体重的差异应不超过平均体重的 20%。

2. 剂量与分组

①将受试物按照最大摄入量的 10%（质量分数）掺入饲料中，动物食物摄入量按照体重 8% 计算，受试物剂量为 8 000mg/kg，作为最高剂量处理组。

②设 7 020、2 340、700mg/kg 3 个剂量组。选用体重 60~80g 大鼠 100 只，随机分 5 组，每组 20 只，雌雄各半。设 700、2 340、7 020、8 000mg/kg 4 个剂量组。

三、方法与步骤

1. 给予受试物的方式

将受试物以 0.9%、2.9%、8.8%、10.0%（质量分数）摄入量掺入饲料中，饲养大鼠。7 020、8 000g/kg 处理组在基础饲料中掺入酪蛋白，调整其蛋白含量为 20%。对照组给予基础稀料。单笼喂养，自由饮食。连续观察 90d。

2. 观察指标

观察指标包括大鼠的一般状况、血液学检查、病理组织学检查等。

（1）一般情况观察　每天观察并记录动物的一般表现、行为、中毒症状和死亡情况。每周称一次体重和食物摄入量，计算食物利用率。均为必须观察和测定的项目。

（2）血液学指标　测定血红蛋白、红细胞计数、白细胞计数及其分类，依受试物情况，必要时测定血小板数和网织红细胞数等。30d 喂养一般于试验结束时测定一次，90d 喂养一般于试验中期和结束时各测定 1 次。

（3）血液生化学指标　如谷丙转氨酶（ALT 或 SGPT）、谷草转氨酶（AST 或 SGOT）、尿素氮（BUN）、肌酐（Cr）、血糖（Glu）、血清白蛋白（Alb）、总蛋白（TP）、总胆固醇（TCH）和甘油三酯（TG）均为必测指标。

（4）病理检查

①大体解剖：试验结束时必须对所有动物应进行大体检查，并将重要器官和组织用固定液固定保存。

②脏器称量：肝、肾、脾、睾丸的绝对质量和并计算相对质量（脏/体比值）为必测指标。必要时可称取其他脏器质量。

③组织病理学检查：在对各剂量组动物大体检查未发现明显病变和生化指标未发现异常改变时，可以只进行最高剂量组及对照组动物主要脏器的组织病理学检查，发现病变后再对较低剂量组相应器官及组织进行检查。肝、肾、脾、胃肠、睾丸及卵巢的组织病理学检查为必测项目。其他组织和器官的检查则需根据不同情况确定。

④其他指标：必要时，根据受试物的性质及所观察的毒性反应，增加其他敏感指标。

四、实验结果

从试验过程中对大鼠体重、食物利用率测定结果来看，雄性大鼠 2 340mg/kg 处理组第 5 周食物利用率、8 000mg/kg 处理组第 1 周食物利用率和进食量、7 020mg/kg 处理组第 3 周食物利用率和第 9 周进食量与对照组之间存在显著性差异，其余各处理组大鼠每周体重、进食量、食物利用率和体重增重、总进食量、总食物利用率与对照组之间均无显著差异，且其值都在本实验室正常值范围内。

试验中期各处理组血液学各指标与对照组比较无显著差异，试验末期雄性大鼠

700mg/kg 处理组中生殖细胞百分比、2 340mg/kg 处理组淋巴细胞百分比及其他细胞百分比与对照组存在显著性差异。但仍在本实验正常值范围内，不认为存在生物学意义。其他各指标与对照组比较均无显著差异。

试验中期各处理组大鼠血液生化值与对照组比较无显著差异，试验末期雄性大鼠8 000mg/kg 处理组甘油三酯、雌性 8 000、7 020、2 340mg/kg 处理组甘油三酯与对照组存在显著性差异，但仍在本实验正常值范围内，不认为存在生物学意义。其他各指标与对照组比较均无显著性差异。且其值都在本实验室正常值范围内。

试验结束后解剖大鼠，称其肝、脾、肾、睾丸质量并计算脏器比，和对照组相比，各脏器重量和脏器比都无显著差异。对所有大鼠进行大体检查，各处理组大鼠的肝、肾、胃、肠、脾和卵巢/睾丸组织，未见明显异常，其中对照组和最高剂量组少数大鼠的标本出现病理改变，但这些病理改变程度较轻且无组间特异性分布，考虑与大鼠质量有关，与对照组相比，不认为实验组出现有意义的病理改变。

在试验期间各处理组大鼠生长发育良好，体重增重，食物利用率、脏器系数等各项指标均在本实验室正常范围内，处理组血常规及血生化各指标均在本实验正常值范围内，病理组织学检查处理组被检脏器未见有意义的病理改变。这表明，低聚木糖样品90d 喂养对大鼠各项观察指标未见毒性作用，以此为依据外推到人和畜禽，长期使用低聚木糖没有潜在的毒性，是安全的。

综上所述，遗传毒性试验都为阴性，即该产品对动物无致癌变和致畸变作用，我们在上述的试验中得到的多项安全性资料，为低聚木糖的使用提供安全依据。

总之，低聚木糖作为一种新的受试物质，我们依靠动物试验，经历了第一阶段急性毒性试验、非转基因和药残检测试验，第二阶段遗传毒性试验和第三阶段亚慢性毒性试验(90d 喂养试验)，有了完整和详尽的试验资料和部分应用研究资料，我们在进行最终评价时，全面权衡和考虑实际可能，在确保发挥低聚木糖的最大效益的同时，以对人体、畜禽健康和环境造成最小危害为前提而作出结论。

第十六章　食品包装材料的安全性评价

　　食品业的重要组成部分之一是食品包装，它广泛应用了化工、物理、生物工程、电子、机械等多学科的知识，形成了集先进技术、设备、材料为一体的完整工业体系。食品包装是现代食品工业的最后一道工序，并且在保护、宣传和运输、方便食品贮存、销售等方面起着重要的作用。随着人们生活水平的日益提高，对包装材料的安全性也越来越关注，包装材料也逐渐向安全、轻便、美观、经济的方向发展。

食品包装材料是指包装食物用的纸、塑料、橡胶、金属、玻璃、竹木、搪瓷、复合材料等制品和接触食物的涂料。目前，纸、塑料、金属和玻璃已经成为包装工业的四大支柱材料。随着化学工业和食品工业的发展，虽然新的包装材料越来越多，但人们对食品包装材料的安全性要求却从未降低。对食品包装材料的基本要求是不能向食物中释放有毒物质，不与食物中成分发生反应。

一、实验目的与原理

检测复合食品包装材料中使用的胶黏剂是否合格。胶黏剂的检测按 GB15193—2003 的规定，做"安全性毒理学评价试验"。把胶黏剂样品按规定做成胶膜，然后用萃取液直接对胶膜进行浸泡萃取。如果胶黏剂中存在潜在毒害的物质，它就会通过浸泡液的抽提毫无阻隔地浸入到浸泡液中，这种方法比直接浸泡包装更直接、更彻底。

二、实验材料

胶黏剂样品、食品级食用胶、磷酸盐缓冲液、小牛血浆、甲醇、Giemsa 应用液、雌雄昆明种小鼠、环磷酰胺、多氯联苯、肉汤培养基、二甲基亚砜、2-氨基蒽、叠氮钠、9-氨基吖啶、2-硝基蒽、丝裂霉素、鼠伤寒沙门菌突变型 TA1535、TA1537/TA97、TA98、TA100、TA102。

三、方法与步骤

在这里，具体有 5 个试验项目。

(一)急性毒性试验

实验动物：昆明小鼠，雌雄各 5 只，18 ~ 22g。

实验方法：小鼠适应饲养 5d，称量体重，每只小鼠一次性灌胃 4 000mg/kg 胶黏剂样品，继续禁食 2h，连续观察。此后正常给水给食，第 8d 和第 15d 称体重，颈椎脱臼处死，宏观检测肺、心脏、甲状腺、胸腺、脾脏、胰腺、胃、十二指肠、空肠、气管、回肠、盲肠、结肠、肝、肾、肾上腺、膀胱、尿道、卵巢和子宫。

饲养条件：动物饲养室室温 24 ~ 27℃，相对湿度 50% ~ 70%，12h 亮、12h 暗每天循环照明，自由摄食饮水，常规实验室鼠饲料(50% 玉米、25% 麦麸、16.6% 豆粕、5% 小麦粉、2.5% 鱼粉、0.84% 骨粉、适量食盐)。

(二)哺乳动物红细胞微核试验

实验动物：昆明小鼠雄性 25 只，体重 20 ~ 25g，随机分为 5 组。

饲养条件：同急性毒性试验。

小鼠骨髓细胞微核试验设计：由经口急性毒理试验证明胶黏剂样品灌胃在昆明小鼠

性别之间无显著差别，所以只选择雄性小鼠实验。根据 2 000mg/kg 灌胃结果，设置胶黏剂样品染毒量为 500、1 000、2 000mg/kg 3 个剂量组，食品级食用胶为溶剂对照组，染毒物为 20mg/kg 环磷酰胺的阳性对照组。胶黏剂样品采用食品级食用胶溶解，环磷酰胺采用磷酸盐缓冲液(pH7.2)溶解，每组灌胃量均为 5mL/kg。小鼠经过 5d 的适应喂养后，进行第一次灌胃，24h 进行第二次灌胃。

小鼠第一次灌胃后 48h 颈椎脱臼处死小鼠，取出大腿骨，去除肌肉碎渣。5mL 小牛血浆冲洗剪去两端关节头的股骨，将骨髓细胞冲洗至 10mL 的离心管中。1 500r/min 离心 5min，吸去上清液，在沉淀物中加入 50 μL 小牛血浆，制成细胞悬液。将细胞悬液涂布在干净的载玻片上，自然干燥，甲醇固定 10min，再放入 Giemsa 应用液中染色 15min，涂片立即用磷酸盐缓冲液冲洗、自然晾干。

显微镜阅片，每只小鼠至少计数 2 000 个嗜多染红细胞(PCE)中的微核嗜多染红细胞(MNPCE)，同时计数这 2 000 个 PCE 周围的嗜正染红细胞(NCE)，计算 PCE 微核率和 PCE 在红细胞中的比例，公式如下：

$$嗜多染红细胞微核率(\%) = \frac{MNPCE}{PCE} \times 100\%$$

$$嗜多染红细胞比例(\%) = \frac{PCE}{PCE + NCE} \times 100\%$$

式中：$MNPCE$——微核嗜多染红细胞数量，个；

PCE——嗜多染红细胞，个；

NCE——嗜正染红细胞，个。

(三)精子畸形试验

实验动物：成熟昆明小鼠雄性 25 只，体重 35~40g，随机分为 5 组。

饲养条件：同急性毒性试验。

设置胶黏剂样品染毒量为 500、1 000、2 000mg/kg 3 个剂量组，食品级食用胶为溶剂对照组，染毒物为 20mg/kg 环磷酰胺的阳性对照组。胶黏剂样品采用食品级食用胶溶解，环磷酰胺采用磷酸盐缓冲液(pH7.2)溶解，每组灌胃量均为 5mL/kg。小鼠经过 5d 的适应喂养后，每日灌胃一次，连续给药 5d。

小鼠灌胃后 35d 颈椎脱臼处死小鼠，取出两侧附睾剪开放入 1mL 磷酸缓冲液(pH7.2)中，静止 3min 后摇动，四层擦镜纸过滤，滤液即为精子悬液。悬液涂片，干燥后甲醇固定，2% 伊红染色 1h，涂片立即用磷酸盐缓冲液冲洗、自然晾干。

显微镜阅片，每只小鼠至少计数 1 000 个精子，同时记录畸形精子数量，计算畸形率，公式如下：

$$精子畸形率(\%) = \frac{ASperm}{Sperm} \times 100\%$$

式中：$ASperm$——畸形精子数量，头；

$Sperm$——计数精子数量，头。

(四)细菌回复突变试验

实验菌种:鼠伤寒沙门菌突变型 TA1535、TA1537/TA97、TA98、TA100、TA102。经鉴定所有菌株特性都与 Ames 试验标准符合。菌种接种于肉汤培养基内,37℃振荡培养过夜,直至培养基中活菌数不少于 1×10^9 个/mL。

S9 代谢活化系统:使用 500mg/kg 多氯联苯 1 254 一次性腹腔注射 5d 后的 SD 大鼠肝脏制作 S9 液,使用 Lowry 法测定 S9 液蛋白含量为 37.72mg/mL。将 S9 液与辅助因子混合制作 S9 含量为 5% 和 15% 两种 S9 混合液试剂。

Ames 试验设计:Ames 试验第一部分菌种培养基中添加和不添加 5% S9 混合液,第二部分菌种培养基中添加和不添加 15% S9 混合液,采用平板掺入法进行。

胶黏剂样品和对照物用二甲基亚砜或者水溶解制成不同浓度的溶液,以便每个培养皿掺入的溶液都为 100 μL。设置 5 个不同的胶黏剂样品剂量组(5 000、3 000、1 000、300、100 μg/皿)以及溶剂对照组和阳性对照组。溶剂对照组对照物为 100 μl/皿的二甲基亚砜。阳性对照组对照物根据菌种的不同而变化,存在 S9 代谢活化系统的情况下 5 株菌种的对照物均是 2-氨基蒽(2 μg/皿),对于不添加 S9 代谢活化系统的情况,TA1535 和 TA100 菌株对照物为叠氮钠(5 μg/皿),TA1537 菌株对照物为 9-氨基吖啶(50 μg/皿),TA98 菌株对照物为 2-硝基蒽(2 μg/皿),TA102 菌株对照物为丝裂霉素(0.5 μg/皿)。

2mL 保温未凝的顶层培养基中混入 100 μL 胶黏剂样品或者对照物溶液、100 μL 培养好的菌液、500 μL S9 混合液或者 0.1M 磷酸缓冲液,混匀后迅速倒于底层培养基上,覆盖均匀。所有的培养皿都 37℃培养 72h,计数培养基上回复突变的菌落。

(五)重复剂量 28d 经口毒性试验

实验动物:Wistar 大鼠雌雄各 24 只,体重 165~185g,随机分为 4 组,每组雌雄各 6 只。

饲养条件:同急性毒性试验。

重复剂量 28d 经口毒性试验设计:设置胶黏剂样品染毒量为 500、1 000、2 000mg/kg 3 个剂量组,食品级食用胶的溶剂为对照组。胶黏剂样品采用食品级食用胶溶解,每组灌胃量均为 5mL/kg。大鼠经过 5d 的适应喂养后,每日灌胃一次,连续给药 28d。

喂养期间连续观察,每周称体重,记录两次食物摄入量。喂养结束后颈椎脱臼处死大鼠。取心脏、肝脏、脾脏、肾脏、肺和睾丸,宏观观察并称重。取眼球血入肝素钠离心管,4℃ 3 000r/min 离心 15min,取上层血浆,进行血液学检查和血浆生化检查。

指标测定方法:①血液学检查各项目包括白细胞总数、嗜中性白细胞数、淋巴细胞数、大单核细胞数、红细胞数、血红蛋白浓度和血小板数使用血球计数仪测定。②血浆生化检查各项目测定均按试剂盒说明操作。丙氨酸转氨酶活性和天门冬氨酸转氨酶活性测定采用 UV-动力法,碱性磷酸酶活性测定采用硝基苯基磷酸二钠法,白蛋白含量测定采用溴甲酚绿法,总蛋白含量测定采用双缩脲法,总胆红素含量测定采用钒酸氧化法,尿素氮含量测定采用 Urease-GLDH 动力法,肌酐含量测定采用 Creatininase-FDAOS 法,总胆固醇含量测定采用胆固醇氧化酯法，血糖含量测定采用 Hexokinase-G6PDH 法，甘油三酯含量测定采用去游离甘油法。

四、实验结果

(一)急性毒性试验

这是判断物质对动物引起中毒程度和对该物质进行安全性分级的试验。检测样品对雌雄昆明种小鼠急性经口半致死量(LD_{50})，来确定样品是否有毒。以 LY-系列胶黏剂为例，它的 $LD_{50} > 2.15 \times 10^4 mg/kg$，已远远超过"无毒"级(指标为 $LD_{50} > 1.5 \times 10^4 mg/kg$)程度，比"实际无毒"更安全。

根据 GB15193—2003 的新规定，再做最大耐受剂量试验，结果，最大耐受剂量 $>20mL/kg$，也大大超过 15mL/kg 的"无毒"级程度。

(二)哺乳动物红细胞微核试验

样品对雌雄昆明种小鼠采用 30h 两次灌胃法，观察骨髓嗜多染红细胞微核发生率。LY-系列胶黏剂样品试验组与蒸馏水阴性组的骨髓嗜多染红细胞微核发生率相同，只有 0.12%，而环磷酚胺阳性对照组则为 2.24%，比前者高出 20 倍，所以认定 LY-系列胶黏剂样品的骨髓嗜多染红细胞微核试验结果为阴性，不会有致突变的潜在危害。

(三)精子畸形试验

通过精子的畸形率，可以检查样品是否存在遗传畸形变异的潜在危害。LY-系列胶黏剂样品试验组与蒸馏水阴性对照组的精子畸形发生率相同，只有 1.54%，而环磷酚胺阳性对照组为 6.76%，比前者高出 4 倍多。因此，认定 LY-系列胶黏剂样品的精子畸形试验结果为阴性，不存在遗传畸形变异的潜在危害。

(四)细菌回复突变试

观察样品与对照组有无癌变。LY-系列胶黏剂样品与空白对照组和蒸馏水对照组的 $X \pm SD$ 完全相同，而多氯联苯代谢活化阳性对照组的 $X \pm SD$ 是前者的 10 倍以上，故认定 LY-系列胶黏剂的 Ames 试验结果为阴性，不会致癌。

(五)重复剂量 28d 经口毒性试验

将样品组与空白对照组的全部检测数据进行对比分析。LY-系列胶黏剂样品组与空白对照组的全部检测数据无统计学差异。

第十七章　转基因食品的安全性评价

　　转基因食品是否会由于导入了外源基因而产生对人体有毒的物质，是人们对转基因食品产生恐惧的重要方面。对转基因食品的毒理学评价是转基因食品上市前重要的评价环节。转基因食品的毒理学安全性评价主要从两方面着手，一是外源基因表达产物是否具有毒性的检测和评价；二是对转基因食品的全食品毒性检测和评价。

第一节　外源基因表达产物的毒理学检测

一、体外表达蛋白质与植物体内表达蛋白质等同性分析

（一）实验目的与原理

用 SDS-PAGE、Western Blot 和 ELISA 对大肠杆菌表达的抗除草剂 1 号蛋白和取自生长于温室中的转基因玉米叶提取的抗除草剂 1 号蛋白进行实质等同性鉴定，主要是通过蛋白质的性质分析。

（二）方法与步骤

取 50μL 植物提取物转基因玉米 123456 和 BX432 玉米混合于 50μL 新鲜配制的样品缓冲液（含有 5% β-巯基乙醇）中 100℃ 煮沸 5min。20 000xg 离心 1min，取上清。取 10μL 微生物表达的蛋白质用 30μL 样品缓冲液稀释，煮沸后离心取上清。将以上样品用 4% ~20% Bio-Rad Ready gel 进行 SDS-PAGE 分析。微生物产生的抗除草剂 1 号上样量为 3.1μg/孔（20μL）。玉米粗提物上样量为 30μL/孔。在 Tris/glycine/SDS 缓冲液中进行电泳，恒流 25mA 进行 70min。电泳后，用水清洗胶，Gel CodeBlue 染色。

取 50μL 转基因玉米 123456 和 BX432 植物提取物混合于 50μL 新鲜配制的样品缓冲液（含有 5% β-巯基乙醇）中 100℃ 煮沸 5min。20 000xg 离心 1min 获得上清。取 30μL 上样。微生物表达的蛋白质用 PBST 按照 1∶1 000 稀释，按照 1∶1 加入样品缓冲液，煮沸后离心取上清。将上述样品用 4% ~20% Bio-Rad 预制胶进行 SDS-PAGE 分析。微生物产生的抗除草剂 1 号上样量为 3.1μg/孔（20μL），玉米粗提物上样量为 30μL/孔。在 Tris/glycine/SDS 缓冲液中进行电泳，恒流 25mA 进行 70min。在分离后，在 50V 的恒定电压下，将蛋白质从凝胶电渗到硝酸纤维膜上。转移缓冲液为含有 20% 甲醇和 Bio-Rad 的 Tris（glycine）的缓冲液。免疫检测时，用抗除草剂 1 号的多克隆兔抗体作为一抗，用山羊抗兔 IgG（H + L）和芥末过氧化物酶的结合体作为二抗。用 Amersham BioSciences 化学发光底物使得免疫反应蛋白带曝光显影到放射底片上。

（三）实验结果

SDS-PAGE 结果显示，标本中的蛋白质产生了一条分子质量约为 23×10^3 的条带。Western Blot 结果显示，微生物产生的抗除草剂 1 号蛋白和转基因玉米 123456 叶萃取物中的抗除草剂 1 号蛋白具有相同的分子质量。ELISA 和 Western Blot 分析的结果显示，在对照标本中未观察到免疫活性蛋白，在转基因及微生物产生的样品中均未观察到其他免疫活性蛋白。

通过对抗除草剂 1 号蛋白在 SDS-PAGE、蛋白质印记、氨基酸一级结构、糖基等

方面的分析表明：由微生物体外发酵产生的抗除草剂 1 号蛋白与转基因玉米 123456 产生的蛋白质具有实质等同性。

二、外源基因表达蛋白氨基酸序列的特征分析

（一）实验目的与原理

以 BLASTP 序列分析软件为工具，分析对比转基因牛奶中的人乳铁蛋白与 NCBI 数据库中毒素蛋白质的相似性，以判断该蛋白的潜在毒性。

（二）方法与步骤

①进入 NCBI/BLAST 主页（http：//blast. ncbi. nlm. nih. gov/Blast. cgi），选择 protein blast 程序，进入界面，如图 17-1 所示，在序列输入框输入乳铁蛋白序列" ＞GRRRSVQ WCAVSQPEATKCFQWQRNMRKVRGPPVSCIKRDSPIQCIQAIAENRADAVTLDGGFIYEAGLA PYKLRPVAAEVYGTERQPRTHYYAVAVVKKGGSFQLNELQGLKSCHTGLRRTAGWNVPIGTL RPFLNWTGPPEPIEAAVARFFSASCVPGADKGQFPNLCRLCAGTGENKCAFSSQEPYFSYSGAF KCLRDGAGDVAFIRESTVFEDLSDEAERDEYELLCPDNTRKPVDKFKDCHLARVPSHAVVAR SVNGKEDAIWNLLRQAQEKFGKDKSPKFQLFGSPSGQKDLLFKDSAIGFSRVPPRIDSGLYLGS GYFTAIQNLRKSEEEVAARRARVVWCAVGEQELRKCNQWSGLSEGSVTCSSASTTEDCIALVL KGEADAMSLDGGYVYTAGKCGLVPVLAENYKSQQSSDPDPNCVDRPVEGYLAVAVVRRSDT SLTWNSVKGKKSCHTAVDRTAGWNIPMGLLFNQTGSCKFDEYFSQSCAPGSDPRSNLCALCIG DEQGENKCVPNSNERYYGYTGAFRCLAENAGDVAFVKDVTVLQNTDGNNNEAWAKDLKLA DFALLCLDGKRKPVTEARSCHLAMAPNHAVVSRMDKVERLKQVLLHQQAKFGRNGSDCPDK FCLFQSETKNLLFNDNTECLARLHGKTTYEKYLGPQYVAGITNLKKCSTSPLLEACEFLRK " ，在"Job Title"输入框里面输入该蛋白名称或代号等信息。

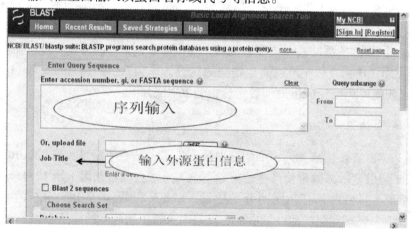

图 17-1　NCBI 数据库中的 BLASTP 比对输入界面(1)

②继续输入相关信息，如图 17-2 所示，选择需要的数据库，在 Entrez Query 输入框中输入"toxin"，将序列跟所选数据库中的所有毒蛋白进行比对，最后点击"BLAST"提交。

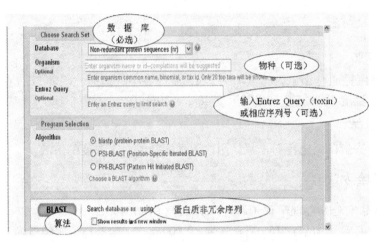

图 17-2　NCBI 数据库中的 BLASTP 比对输入界面(2)

③分析结果：如图 17-3 中的比对结果所示，在 NCBI 毒素数据库中查找到 48 条与如乳铁蛋白相似性较高的蛋白，其中 11 条蛋白的比对 E 值小于 0.01，这些蛋白都是来自动植物的转铁蛋白，DNA 聚合酶或某些蛋白前体等，这些蛋白在人体和动物内不太可能引起不良的生物学活性。

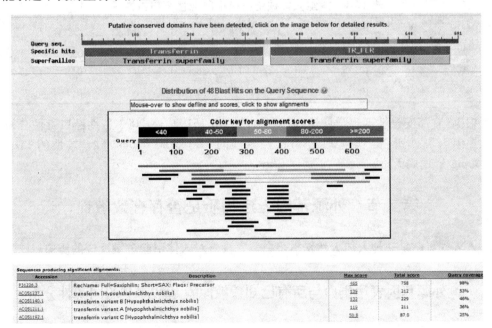

图 17-3　乳铁蛋白序列在 NCBI 数据库中的比对结果

三、外源基因表达蛋白毒理学试验

(一)实验材料

1. 实验动物

SPF 级健康昆明种小鼠，体重 18～22g，雌性各半，适应性喂养 3d，在 SPF 级动物实验室饲养，温度 20～25℃，相对湿度 40%～70%。

2. 受试样品

重组人乳铁蛋白，肉色粉末状，用饮用水配制成一定浓度的溶液。

(二)实验方法

根据《食品安全性毒理学评价程序和方法》(GB 15193.3—2003)，以一次最大限度实验法测试。实验动物禁食 16h 后，按照 20 000mg/kg 剂量份 2 次经口灌胃，灌胃量为 0.4mL/10g/次。灌胃 3h 后喂食，随时观察中毒表现及死亡情况，连续观察 2 周。

(三)实验结果

受试动物在灌胃后未见明显中毒症状，观察期内无死亡(见表 17-1)。重组人乳铁蛋白对小鼠急性毒性雌性 $LD_{50} > 20\ 000$mg/kg，雄性 $LD_{50} > 20\ 000$mg/kg。

表 17-1　重组人乳铁蛋白对小鼠急性经口毒性 X

剂量 /(mg/kg)	性别	动物数 /只	体重/g($\bar{X} \pm SD$)			死亡数 /只	死亡率 /%	LD_{50} /(mg/kg)
			首次	第一周	第二周			
20 000	雄	10	19.7±0.5	27.0±1.0	33.6±1.0	0	0	>20 000
	雌	10	19.3±0.5	25.4±1.1	31.9±1.3	0	0	>20 000

根据《食品安全性毒理学评价程序和方法》GB 15193.3—2003 急性经口毒性分级标准，重组人乳铁蛋白小鼠急性经口毒性雌性的 $LD_{50} > 20\ 000$mg/kg，雄性的 $LD_{50} > 20\ 000$mg/kg，属无毒。

第二节　外源基因表达物质是否存在致敏性

人乳铁蛋白是一种人体天然暴露蛋白质，没有对人体引起过敏反应的历史。

一、外源基因表达蛋白与所有已知致敏原氨基酸序列的同源性分析

(一)实验目的与原理

通过数据总结、分类、聚类、关联规则发现、相似性搜索等过程，来揭示数据所蕴

含的生物学意义，即知识发现或数据挖掘。利用生物信息学分析工具对转基因生物或其产品中外源基因表达产物进行过敏性分析，以预测该表达产物的潜在致敏性。

人体过敏反应的主要特点是体内 IgE 水平明显增加，具有 IgE 交叉反应的蛋白质之间在氨基酸水平上有相对较高的序列同源性。一般认为，如果待测蛋白的 80 个氨基酸序列与已知过敏原存在 35% 以上的同源性或待测蛋白与已知过敏原序列存在至少 8 个连续相同的氨基酸就可以判断该蛋白具有潜在过敏性的可能性较高。利用在线生物信息分析软件，将待测的外源蛋白的氨基酸序列与互联网上的权威公共过敏原数据库进行同源性比较，分析外源蛋白质是否具有潜在的过敏性。

(二) 方法与步骤

用于分析的重组人乳铁蛋白的氨基酸序列为：GRRRSVQWCAVSQPEATKCFQWQRN MRKVRGPPVSCIKRDSPIQCIQAIAENRADAVTLDGGFIYEAGLAPYKLRPVAAEVYGTERQP RTHYYAVAVVKKGGSFQLNELQGLKSCHTGLRRTAGWNVPIGTLRPFLNWTGPPEPIEAAVA RFFSASCVPGADKGQFPNLCRLCAGTGENKCAFSSQEPYFSYSGAFKCLRDGAGDVAFIREST VFEDLSDEAERDEYELLCPDNTRKPVDKFKDCHLARVPSHAVVARSVNGKEDAIWNLLRQA QEKFGKDKSPKFQLFGSPSGQKDLLFKDSAIGFSRVPPRIDSGLYLGSGYFTAIQNLRKSEEEVA ARRARVVWCAVGEQELRKCNQWSGLSEGSVTCSSASTTEDCIALVLKGEADAMSLDGGYVYT AGKCGLVPVLAENYKSQQSSDPDPNCVDRPVEGYLAVAVVRRSDTSLTWNSVKGKKSCHTAV DRTAGWNIPMGLLFNQTGSCKFDEYFSQSCAPGSDPRSNLCALCIGDEQGENKCVPNSNERYY GYTGAFRCLAENAGDVAFVKDVTVLQNTDGNNNEAWAKDLKLADFALLCLDGKRKPVTEAR SCHLAMAPNHAVVSRMDKVERLKQVLLHQQAKFGRNGSDCPDKFCLFQSETKNLLFNDNTEC LARLHGKTTYEKYLGPQYVAGITNLKKCSTSPLLEACEFLRK。

1. 全长比对　用于输入序列的长度短于 80 个氨基酸，此时无法进行 80 个氨基酸片段序列同源性比对。对待测蛋白氨基酸序列与数据库中已知过敏原序列进行全长比对，采用 E 值作为评价指标，E 值小于或等于 0.01，判断待测蛋白序列与已知过敏原具有较高的序列同源性。

2. 80 个氨基酸序列比对　将待测蛋白氨基酸序列中每 80 个氨基酸短序列作为一个序列单位与数据库中的每个过敏原序列进行比对。若有一段 80 个氨基酸短序列与已知过敏原的序列同源性大于或等于 35%，判断该蛋白与已知过敏原具有较高的序列同源性。本分析分别使用 2 个数据库对重组人乳铁蛋白的氨基酸序列进行比对。

3. 连续 8 个氨基酸比对　在待测蛋白氨基酸序列和已知过敏原序列中寻找 8 个连续相同的氨基酸。如果发现待测蛋白氨基酸序列与已知过敏原具有完全匹配的连续 8 个氨基酸，判断该蛋白与已知过敏原具有较高的序列同源性。

4. 数据库使用　常用于生物信息学分析的数据库有 2 个，分别是在线过敏原数据库(The AllergenOnline Database)和过敏蛋白结构数据库(Structural Database of Allergenic Proteins)。

①在线过敏原数据库(The AllergenOnline Database)：

a. 进 入 在 线 过 敏 原 数 据 库：输 入 在 线 过 敏 原 数 据 库 网 址 http：//

www. allergenonline. com/databasefasta. asp，网站主页如图 17-4，其中，红色标题分别代表 3 种比对方法（全长比对；80 个氨基酸比对；8 个连续氨基酸比对）。

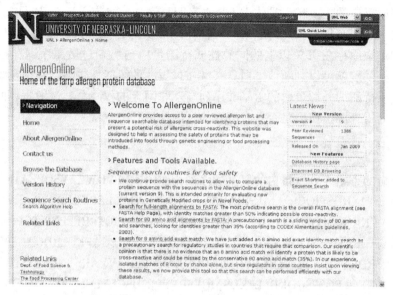

图 17-4　在线过敏原数据库（The Allergen Online Database）首页

b. 输入待测蛋白质氨基酸序列：点击图 17-4 中任意一个红色标题链接，进入序列输入界面，将待测的外源蛋白质氨基酸全序列以 FASTA 格式输入文本框，在打开的界面（图 17-5）中，将进行分析的外源蛋白质英文名称输入序列输入框，在外源蛋白质英文名称前用数学符号大于号" >"引导，以便与序列数据区别。换行后输入外源蛋白质氨基酸全序列（氨基酸序列用大写单字母表示）。或者直接输入氨基酸序列。

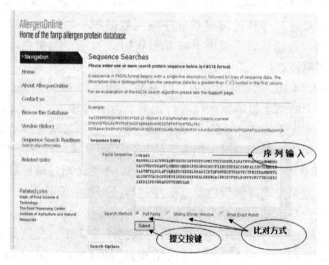

图 17-5　在线过敏原数据库（The Allergen Online Database）序列输入与比对方法选择

c. 全长比对：输入外源蛋白质氨基酸全序列后，在3个比对方式的复选框中点击选择比对方式 Full Fasta ，点击 Submit 按钮提交。

d. 80个氨基酸片段比对：输入外源蛋白质氨基酸全序列后，点击 Sliding 80mer Window ，点击 Submit 按钮提交。

e. 连续8个氨基酸比对：输入外源蛋白质氨基酸全序列后，点击 8mer Exact Match ，点击 Submit 按钮提交。

②过敏蛋白结构数据库（Structural Database of Allergenic Proteins）

a. 进入过敏蛋白结构数据库：输入过敏蛋白结构数据库网址 http：// fermi. utmb. edu/SDAP/sdap_ src. html，网站主页如图17-6。

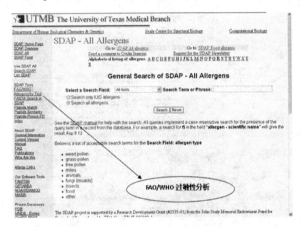

图 17-6　过敏蛋白结构数据库

（Structural Database of Allergenic Proteins）首页

b. 输入待测蛋白质氨基酸序列：点击 FAO/WHO Allergenicity Test ，进入序列比对页面（见图17-7），输入序列名称与氨基酸序列。

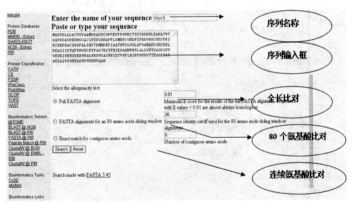

图 17-7　过敏蛋白结构数据库

（Structural Database of Allergenic Proteins）序列输入与比对工具选择

c. 全长比对：选择 Full FASTA alignment ，条件为默认 0.01 ，点击 Search 。

d. 80 个氨基酸序列比对：选择 FASTA alignments for an 80 amino acids sliding window ，比对条件为默认的 35 ，点击 Search 。

e. 连续 8 个氨基酸比对：选择 Exact match for contiguous amino acids ，比对条件改为 8，点击 Search 。

（三）实验结果

（1）在线致敏原数据库（The AllergenOnline Database）比对结果

①80 个氨基酸序列比对：比对出 3 条含有超过 35% 的序列同源性的过敏原序列，结果如图 17-8 所示。

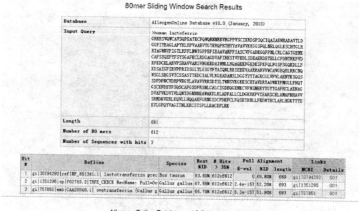

图 17-8　重组人乳铁蛋白氨基酸序列在在线致敏原数据库中 80 个氨基酸的比对结果(1)

②连续 8 个氨基酸比对：有 3 条含有连续 8 个氨基酸与乳铁蛋白序列相同的过敏原序列，如图 17-9、17-10 所示。

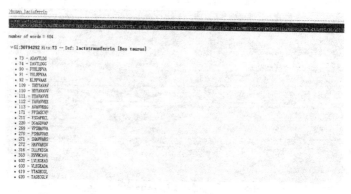

图 17-9　重组人乳铁蛋白氨基酸序列在在线致敏原数据库中连续 8 个氨基酸比对结果(1)

```
▽GI:757851 Hits:11 -- Def: ovotransferrin [Gallus gallus]

 • 85 - EAGLAPYK
 • 86 - AGLAPYKL
 • 111 - YYAVAVVK
 • 112 - YAVAVVKK
 • 113 - AVAVVKKG
 • 174 - FFSASCVP
 • 175 - FSASCVPG
 • 176 - SASCVPGA
 • 468 - KGKKSCHT
 • 469 - GKKSCHTA
 • 470 - KKSCHTAV

▽GI:1351295 Hits:14 -- Def: Ovotransferrin precursor (Conalbumin) (Allergen Gal d 3) (Gal d III) (Serum transferrin)

 • 85 - EAGLAPYK
 • 86 - AGLAPYKL
 • 111 - YYAVAVVK
 • 112 - YAVAVVKK
 • 113 - AVAVVKKG
 • 174 - FFSASCVP
 • 175 - FSASCVPG
 • 176 - SASCVPGA
 • 315 - KDLLFKDS
 • 316 - DLLFKDSA
 • 317 - LLFKDSAI
 • 468 - KGKKSCHT
 • 469 - GKKSCHTA
 • 470 - KKSCHTAV
```

**图 17-10 重组人乳铁蛋白氨基酸序列在在线致敏
原数据库中连续 8 个氨基酸比对结果(2)**

(2)致敏蛋白结构数据库(Structural Database of Allergenic Proteins,SDAP)比对结果
①80 个氨基酸序列比对结果:比对出 2 条含有超过 35% 的序列同源性的过敏原序
列。其中,与 Gald3(牛乳铁蛋白)具有最大同源性,达到 66.25%,如图 17-11 所示。

```
Alignment 52
Sequence 1: Human Lactoferin; Amino acids 52 - 131
Sequence 2: Allergen Gal d 3, Sequence: CAA26040
Sequence identity: 66.25%; Identical amino acids: 53 over a window of 80 amino acids
Sequence 1 ------------------------------------------------------
           ------------------------------------------------------
Sequence 2 MKLILCTVLSLGIAAVCFAAPPKSVIRWCTISSPEEKKCNNLRDLTQQER

Sequence 1 -------------------------NRADAVTLDGGFIYEAGLAPYKLRPVAAEV
           ------------------------N-ADA--LDGG---EAGLAPYKL-P-AAE-
Sequence 2 ISLTCVQKATYLDCIKAIANNEADAISLDGGQVFEAGLAPYKLKPIAAEI

Sequence 1 YGTERQPRTHYYAVAVVKKGGSFQLNELQGLKSCHTGLRRTAGWNVPIGT
           Y------T-YYAVAVVKKG--F-N-LQG--SCHTGL-R-AGWN-PIGT
Sequence 2 YEHTEGSTTSYYAVAVVKKGTEFTVNDLQGKNSCHTGLRSAGWNIPIGT

Sequence 1 ------------------------------------------------------
           ------------------------------------------------------
Sequence 2 LLHWGAIEWEGIESGSVEQAVAKFFSASCVPGATIEQKLCRQCKGDPKTK

Sequence 1 ------------------------------------------------------
           ------------------------------------------------------
Sequence 2 CARNAPYSGYSGAFHCLKDGKGDVAFVKHTTVNENAPDLNDEYELLCLDG

Sequence 1 ------------------------------------------------------
           ------------------------------------------------------
Sequence 2 SRQPVDNYKTCNWARVAAHAVVARDDNKVEDIWSFLSKAQSDFGVDTKSD

Sequence 1 ------------------------------------------------------
           ------------------------------------------------------
Sequence 2 FHLFGPPGKKDPVLKDFLFKDSAIMLKRVPSLMDSQLYLGFEYYSAIQSM
```

**图 17-11 重组人乳铁蛋白氨基酸序列在致敏
蛋白结构数据库中 80 个氨基酸比对结果**

②连续 8 个氨基酸序列比对结果:比对结果显示,存在含有与乳铁蛋白相同的连续
8 个氨基酸序列的致敏蛋白,为 Gald3(牛乳铁蛋白),如图 17-12 所示。

重组人乳铁蛋白含有与数据库中已知致敏原连续 80 个氨基酸序列同源性大于
35%,且与已知过敏原有连续 8 个连续氨基酸序列相同,故推测重组人乳铁蛋白(hu-

```
Alignment 1
Sequence 1: Human Lactoferrin
Sequence 2: Allergen Gal d 3, Sequence: CAA26040
Sequence 1 ------------------------------------------------
Sequence 2 MKLILCTVLSLGIAAVCFAAPPKSVIRWCTISSPEEKKCNNLRDLTQQER

Sequence 1 ------------------------------------EAGLAPYK------
Sequence 2 ISLTCVQKATYLDCIKAIANNEADAISLDGGQVFEAGLAPYKLKPIAAEI

Sequence 1 ------------------------------------------------
Sequence 2 YEHTEGSTTSYYAVAVVKKGTEFTVNDLQGKNSCHTGLGRSAGWNIPIGT

Sequence 1 ------------------------------------------------
Sequence 2 LLHWGAIEWEGIESGSVEQAVAKFFSASCVPGATIEQKLCRQCKGDPKTK

Sequence 1 ------------------------------------------------
Sequence 2 CARNAPYSGYSGAFHCLKDGKGDVAFVKHTTVNENAPDLNDEYELLCLDG

Sequence 1 ------------------------------------------------
Sequence 2 SRQPVDNYKTCNWARVAAHAVVARDDNKVEDIWSFLSKAQSDFGVDTKSD

Sequence 1 ------------------------------------------------
Sequence 2 FHLFGPPGKKDPVLKDFLFKDSAIMLKRVPSLMDSQLYLGFEYYSAIQSM

Sequence 1 ------------------------------------------------
Sequence 2 RKDQLTPSPRENRIQWCAVGKDEKSKCDRWSVVSNGDVECTVVDETKDCI

Sequence 1 ------------------------------------------------
Sequence 2 IKIMKGEADAVALDGGLVYTAGVCGLVPVMAERYDDESQCSKTDERPASY

Sequence 1 ------------------------------------------------
Sequence 2 FAVAVARKDSNVNWNNLGKKSCHTAVGRTAGWVIPMGLIHNRTGTCNFD
```

图 17-12　重组人乳铁蛋白氨基酸序列在致敏蛋白结构数据库中连续 8 个氨基酸比对结果

man lactoferrin)氨基酸序列与已知过敏原序列同源性较高，预测其存在一定的潜在致敏性。

二、外源基因表达蛋白对热加工过程和消化稳定性研究

(一)实验目的与原理

使用 SDS-PAGE 凝胶电泳法和免疫印迹法检测经过模拟胃液和模拟肠液消化后的重组人乳铁蛋白是否还具有完整性，以确定该蛋白的消化液稳定性。

根据人体胃/肠消化液的主要成分及消化环境，在体外建立模拟胃/肠消化体系，将转基因生物及其产品中外源基因表达的蛋白质在该体系中进行消化，对不同消化时间的样品进行蛋白电泳和蛋白印迹，确定该蛋白在模拟胃液和模拟肠液中被消化的时间，推断转基因生物及其产品中外源基因表达的蛋白质在模拟人体胃/肠消化过程中的稳定性。

(二)实验材料

(1)模拟胃消化液(SGF)　实验中采用的胃蛋白酶(pepsin)活力不能低于 2 000U/mg。根据下式计算 100mL 模拟胃液中的胃蛋白酶的添加量：

$$A = \frac{5 \times 10^6}{19 \times B}$$

式中：A——胃蛋白酶添加量，mg；

B——胃蛋白酶活力，U/mg。

称取 0.2g 氯化钠和 A mg 胃蛋白酶，加入 70mL 重蒸馏水，加入 730μL 盐酸，再用盐酸调 pH 值至 1.2，加水定容至 100mL。现用现配。

（2）模拟肠消化液（SIF）　实验中采用的胰酶（pancreatin）应满足 40℃ 5min 内能将其质量的 25 倍的淀粉转化为水溶性的碳水化合物；40℃ 60min 内（pH7.5）消化掉其质量的 25 倍的酪蛋白；37℃（pH9.0），每毫克胰酶每分钟能够从橄榄油中至少水解生成 2μmol 脂肪酸。

称取 0.7g 磷酸二氢钾（KH_2PO_4）溶于 25mL 重蒸馏水中，振荡使之完全溶解，加入 19mL 0.2mol/L 氢氧化钠溶液和 40mL 重蒸馏水，加入 1.0g 胰酶，用 0.2mol/L 氢氧化钠溶液调 pH 值至 7.5，加重蒸馏水定容至 100mL。现用现配。

（3）0.2mol/L 氢氧化钠溶液　称取 0.8g 氢氧化钠（NaOH），溶于重蒸馏水中，定容至 100mL。

（4）蛋白溶液

①模拟胃液消化样品蛋白溶液（5g/L）：称取 5mg 重组人乳铁蛋白，定容于 1mL 重蒸馏水中，混匀。

②模拟肠液消化样品蛋白溶液（2g/L）：称取 2mg 重组人乳铁蛋白，定容于 1mL 重蒸馏水中，混匀。

③模拟胃液消化不稳定对照蛋白溶液：选用酪蛋白（α-casein）或牛血清白蛋白（bovine serum albumin，BSA）作为模拟胃液消化不稳定对照。配制方法同样品蛋白溶液。

④模拟肠液消化不稳定对照蛋白溶液：选用酪蛋白（α-casein）或牛 β-乳球蛋白 B（bovine β-lactoglobulin，BLG）作为模拟肠液消化不稳定对照。配制方法同样品蛋白溶液。

⑤模拟胃液消化稳定对照蛋白溶液：选用牛大豆胰蛋白酶抑制剂（soybean trypsin inhibitor，STI）或 β-乳球蛋白 B（BLG）作为模拟胃液消化稳定对照。配制方法同样品蛋白溶液。

⑥模拟肠液消化稳定对照样品溶液：选用大豆胰蛋白酶抑制剂（STI）或牛血清白蛋白（BSA）作为模拟肠液消化稳定对照。配制方法同样品蛋白溶液。

（5）0.2mol/L 碳酸氢钠（$NaHCO_3$）溶液　称取 1.7g 碳酸氢钠（$NaHCO_3$），溶于重蒸馏水中，定容至 100mL。

（6）3mol/L 盐酸溶液　量取 26mL 盐酸，加重蒸馏水定容至 100mL。

（7）分离胶缓冲液［1.5mol/L 三羟甲基氨基甲烷-盐酸溶液（Tris-HCl），pH8.8］　称取 9.1g 三羟甲基氨基甲烷（Tris），加 45mL 重蒸馏水，用磁力搅拌器搅拌至完全溶解，用 3mol/L 盐酸溶液调 pH 值至 8.8，再加水定容至 50mL，4℃下贮存备用。

（8）浓缩胶缓冲液［1.0mol/L 三羟甲基氨基甲烷-盐酸溶液（Tris-HCl），pH6.8］　称取 3.0g 三羟甲基氨基甲烷（Tris），加 45mL 重蒸馏水，用磁力搅拌器搅拌至完全溶解，用 3mol/L 盐酸溶液调 pH 值至 6.8，再加水定容至 50mL，4℃下贮存备用。

（9）300g/L 丙烯酰胺单体储液（Acr/Bis）　称取 29.1g 丙烯酰胺（Acr），0.9g N，N′-甲叉双丙烯酰胺（Bis），溶于 80mL 重蒸馏水中，用磁力搅拌器搅拌至完全溶解，加水定容至 100mL，滤纸过滤，4℃下避光保存备用。

（10）100g/L 十二烷基磺酸钠（SDS）　称取 5.0g 十二烷基磺酸钠（SDS）溶于 45mL 重蒸馏水中，用磁力搅拌器搅拌至完全溶解，加水定容至 50mL。

（11）100g/L 过硫酸铵（AP）　称取 0.1g 过硫酸铵（AP），溶于 1mL 重蒸馏水中。

4℃中保存，并在一周内使用。

（12）蛋白样品上样缓冲液（5×Laemmli buffer，pH 6.8）　称取 10.0g 十二烷基磺酸钠（SDS），加入 40mL 甘油，33mL 浓缩胶缓冲液（pH6.8），5mL β-巯基乙醇，加水定容至 100mL，再加入 0.05g 溴酚蓝，混匀。

（13）50g/L 三氯乙酸（TCA）　称取 5.0g 三氯乙酸（TCA），溶于 100mL 重蒸馏水中。现用现配。

（14）十二烷基磺酸钠（SDS）洗脱液　在 455mL 甲醇中加入 90mL 乙酸，用水定容至 1 000mL。

（15）考马斯亮蓝染色液　量取 150mL 甲醇，100mL 冰乙酸，加水定容至 1 000mL，再加入 1.0g 考马斯亮蓝，混匀，滤纸过滤后使用。

（16）脱色液　在 250mL 甲醇中加入 75mL 乙酸，加水定容至 1 000mL。

（17）电泳缓冲液　称取 3.0g 三羟甲基氨基甲烷（Tris），14.4g 甘氨酸，1.0g 十二烷基磺酸钠（SDS），溶于 800mL 重蒸馏水中，用 3mol/L 盐酸溶液调 pH 值至 8.3，加水定容至 1 000mL。

（18）转移缓冲液　称取 3.2g 三羟甲基氨基甲烷（Tris），14.4g 甘氨酸，甲醇 200mL，加水定容至 1 000mL。

（19）TBS 缓冲液　称取 1.2g 三羟甲基氨基甲烷（Tris），8.8g 氯化钠（NaCl），加 800mL 重蒸馏水，用 3mol/L 盐酸溶液调 pH 值至 7.5，加水定容至 1 000mL。

（20）TBST1 缓冲液　在 500mL TBS 缓冲液中，加入 250μL 吐温 20（Tween 20），用磁力搅拌器混匀。

（21）TBST2 缓冲液　称取 3.0g 三羟甲基氨基甲烷（Tris），4.4g 氯化钠（NaCl），加重蒸馏水 400mL，再加入 500μL 吐温 20（Tween 20），搅拌混匀，加水定容至 500mL。

（22）碱性磷酸酶显色缓冲液　称取 1.2g 三羟甲基氨基甲烷（Tris），0.6g 氯化钠（NaCl），1.0g 氯化镁（$MgCl_2 \cdot 6H_2O$），加 80mL 重蒸馏水溶解，定容至 100mL。

（23）蛋白印迹显色液　加 66μL 四氮唑兰（NBT）溶液于 10mL 碱性磷酸酶缓冲液中，充分混匀后，加入 33μL 5-溴-4-氯-3 吲哚-磷酸盐（BCIP）溶液，混匀。现用现配。

（24）封闭液　在 50mL TBST1 缓冲液中加入 1.5g 牛血清白蛋白（BSA），混匀。

（25）一抗工作液　在 50mL 封闭液中，加入 50μL 目标蛋白抗血清。

（26）二抗工作液　在 20mL TBST2 缓冲液中，加入 0.2g 牛血清白蛋白（BSA），混匀溶解后，再加入 20μL 碱性磷酸酶标记二抗。

（27）15% 分离胶　按表 17-2 依次吸取各种组分于 50mL 锥形瓶中，其间摇动混匀。

表 17-2　15% 分离胶的配制

各种溶液组分名称	各组分的取样量/mL	各种溶液组分名称	各组分的取样量/mL
重蒸馏水	2.3	100g/L 过硫酸铵（AP）	0.1
300g/L 丙烯酰胺储液（Acr/Bis）	5.0	N，N，N′，N′-四甲基二乙胺（TEMED）	0.004
分离胶缓冲液	2.5	总体积	10
100g/L 十二烷基磺酸钠（SDS）	0.1		

(28)5%浓缩胶　按表17-3依次吸取各种组分于50mL锥形瓶中，其间摇动混匀。

表17-3　5%浓缩胶的配制

各种溶液组分名称	各组分的取样量/mL	各种溶液组分名称	各组分的取样量/mL
重蒸馏水	3.4	100g/L 过硫酸铵（AP）	0.05
300g/L 丙烯酰胺储液（Acr/Bis）	0.83	N，N，N′-四甲基二乙胺（TEMED）	0.005
分离胶缓冲液	0.63	总体积	5
100g/L 十二烷基磺酸钠（SDS）	0.05		

(29) PVDF转印膜和滤纸。

（三）方法与步骤

(1)模拟胃/肠液消化试验反应时间　模拟反应时间设置为0s、15s、2min、30min和60min。

(2)试验重复和平行样品设置　每个蛋白样品重复进行2次试验，每次试验进行3次电泳。

(3)模拟胃液消化试验

①反应时间为0s的模拟胃液消化试验：在1.5mL离心管中加入190μL模拟胃消化液（SGF），37℃恒温水浴5min。加入10μL样品蛋白溶液或对照蛋白溶液（5g/L），同时加入70μL 0.2mol/L碳酸氢钠溶液，漩涡振荡后，冰浴，加入70μL蛋白样品上样缓冲液，沸水浴5min，取出后冷却至室温备用。

②反应时间为15s、2min、30min、60min的模拟胃液消化试验：在7mL离心管中加入1.9mL模拟胃消化液（SGF），37℃恒温水浴5min。加入100μL样品蛋白溶液或对照蛋白溶液（5g/L），迅速漩涡振荡并快速置于37℃水浴，准确记录时间，在每个反应时间点，迅速吸取反应液200μL，加入1.5mL离心管中（含有70μL 0.2mol/L碳酸氢钠溶液），冰浴，加入70μL蛋白样品上样缓冲液，沸水浴5min，取出后冷却至室温备用。

③胃蛋白酶对照：在1.5mL离心管中加入190μL模拟胃消化液（SGF），再加入10μL重蒸馏水和70μL 0.2mol/L碳酸氢钠溶液，漩涡振荡后，加入70μL蛋白样品上样缓冲液，沸水浴5min，取出后冷却至室温备用。

④试样蛋白对照：在1.5mL离心管中加入190μL不含胃蛋白酶的模拟胃缓冲液，再加入10μL样品蛋白或对照蛋白（5g/L），同时加入70μL 0.2mol/L碳酸氢钠溶液，漩涡振荡后，加入70μL蛋白样品上样缓冲液，沸水浴5min，取出后冷却至室温备用。

(4)模拟肠液消化试验

①反应时间为0s的模拟肠液消化试验：在1.5mL离心管中加入190μL模拟肠消化液（SIF）溶液，37℃恒温水浴5min。加入10μL样品蛋白溶液或对照蛋白溶液（2g/L），漩涡振荡后，立即加入50μL蛋白样品上样缓冲液，沸水浴5min，取出后冷却至室温备用。

②反应时间为15s、2min、30min、60min的模拟肠液消化试验：在7mL离心管中加入1.9mL模拟肠消化液（SIF）溶液，37℃恒温水浴5min。加入100μL样品蛋白溶液或

对照蛋白溶液(2g/L)，迅速漩涡振荡并快速置于37℃水浴中，准确记录时间，在每个反应时间点，迅速吸取反应液200μL，加入1.5mL离心管中，立即加入50μL蛋白样品上样缓冲液，沸水浴5min，取出后冷却至室温备用。

③胰蛋白酶对照：在1.5mL离心管中加入190μL模拟肠消化液(SIF)，再加入10μL重蒸馏水，漩涡振荡后，立即加入50μL蛋白样品上样缓冲液，沸水浴5min，取出后冷却至室温备用。

④试样蛋白对照：在1.5mL离心管中加入190μL不含胰酶的模拟肠缓冲液，再加入10μL样品蛋白或对照蛋白(2g/L)，漩涡振荡后，立即加入50μL蛋白样品上样缓冲液，沸水浴5min，取出后冷却至室温备用。

(5)十二烷基磺酸钠-聚丙烯酰胺凝胶电泳(SDS-PAGE)

①取出两块玻璃板，用自来水洗净后，蒸馏水冲洗一次，置37℃烘干或晾干，梳子用自来水洗净，晾干。

②分离胶的制备：在50mL锥形瓶中依次加入溶液，轻轻摇动混匀溶液，避免气泡产生。以平稳流速缓慢地将分离胶溶液从玻璃夹板的中间位置注入玻璃夹板中，在液面距凹板上平面2~3cm处停止注入，再以相同的方法将水注入玻璃夹板中，水面距分离胶液面约2~3cm时停止注入，静置至凝胶形成。

③浓缩胶的制备：在50mL锥形瓶中依次加入溶液，轻轻摇动混匀溶液，避免气泡产生。待分离胶完全聚合(胶面与上面的水相有明显的界面)，吸净上层液体。以平稳流速缓慢地将浓缩胶溶液从玻璃夹板的中间位置注入玻璃夹板中，直到凹形玻璃板顶端，立即小心插入梳子。

④待浓缩胶完全聚合后，取下夹子和环绕在玻璃板周围的乳胶条，不要改变玻璃板的相对位置。在电泳槽两侧的电极槽中注入电泳缓冲液，缓冲液与凝胶上下两端之间避免产生气泡。小心取下梳子。

⑤在玻璃板上做记号，按照：1，蛋白marker；2，蛋白酶对照样品；3，试样蛋白对照样品；4~8，模拟胃/肠液消化样品(0s，15s，2min，30min，60min)的顺序，每个样品取15μL加入点样孔中。

⑥接好电泳槽正负极，打开电源开关，调节电压至80V，以恒电压方式电泳。当溴酚蓝染料前沿进入分离胶后，电压提高到120V，直至溴酚蓝迁移至凝胶下端附近，约距下端1cm左右，关闭电源，停止电泳。

⑦从电泳装置上卸下双层玻璃夹板，撬开玻璃板，在凝胶点样孔上部切除一角标注凝胶的方位。将凝胶在50g/L三氯乙酸(TCA)溶液中轻轻振荡5min，取出后在十二烷基磺酸钠(SDS)洗脱液中振荡1~2h。

⑧取出后在考马斯亮蓝染色液中浸泡染色10min以上，然后用脱色液脱色直至条带清晰。取出凝胶，置于凝胶成像仪上，使用凝胶图像分析系统照相，并保存图像。

(6)蛋白印迹(此步操作仅针对测试样品蛋白)

①进行SDS-PAGE。从玻璃板上取下凝胶，切除所有浓缩胶。根据分离胶的大小，剪成与凝胶同样大小的PVDF转印膜和滤纸6张。

②将凝胶浸入转移缓冲液中15~30min。将滤纸浸入转移缓冲液中30s以上。在甲

醇中润湿 PVDF 转印膜 15s，使膜均匀地由不透明变成半透明。小心将膜放入重蒸馏水中浸泡 2min，再将膜小心放入转移缓冲液中浸泡 5min 以上。

③将转移夹放入转移槽，转移夹的凝胶侧面面向阴极，膜侧面面向阳极。向转移槽中加入适量缓冲液，将转移夹完全浸没。连接转移装置正负极，在电流 100mA 转移 6h。

④转移完成后，用镊子小心取出 PVDF 膜，用 TBS 缓冲液洗膜 3 次，每次 1min。加入封闭液，在室温下，45r/min 振荡 2h，然后在 4℃静置封闭过夜。

⑤倒掉封闭液，加入一抗工作液，室温下 45r/min 振荡 3h。倒掉一抗工作液，加入 TBST1 缓冲液洗膜 3 次，每次 45r/min 振荡 10min。

⑥倒掉 TBST1 缓冲液，加入二抗工作液，室温下振荡 45r/min 振荡 1h。倒掉二抗工作液，加入 TBST2 缓冲液洗膜 3 次，每次 45r/min 振荡 10min。

⑦倒掉 TBST2 缓冲液，加入显色液显色，轻轻晃动直到条带清晰，倒掉显色液加入重蒸馏水终止反应。

⑧使用凝胶图像分析系统照相，并保存图像。

（四）实验结果

（1）模拟胃肠液消化体系的检测　如图 17-13 和图 17-14 显示，在模拟胃液和模拟肠液中不稳定性对照蛋白酪蛋白可在 15s 内被完全消化掉，而稳定对照蛋白大豆胰蛋白酶抑制剂在连续消化 60s 后依然存在。这表明，试验中使用的模拟胃肠液消化体系工作正常。可以用来测定未知蛋白的消化液稳定性。

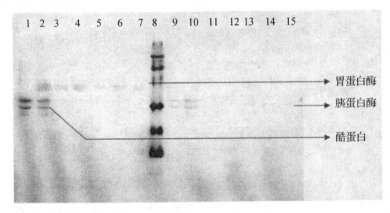

图 17-13　模拟胃液/肠液消化酪蛋白（Casein）SDS-PAGE 凝胶电泳结果

图中的上样顺序为，8：低分子质量标准蛋白，从上到下分子质量依次为 $97.4 \times 10^3 D$、$66.2 \times 10^3 D$、$43 \times 10^3 D$、$31 \times 10^3 D$、$20 \times 10^3 D$、$14.4 \times 10^3 D$；1、9：目的蛋白对照；7：胃蛋白酶对照；15：胰蛋白酶对照；2～6：目的蛋白在模拟胃液中分别消化 0s、15s、2min、30min、60min 时的情况；10～14：目的蛋白在模拟肠液中分别消化 0s、15s、2min、30min、60min 时的情况

（2）重组人乳铁蛋白的消化稳定性　图 17-15 和图 17-16 中 SDS-PAGE 凝胶电泳和免疫印迹的结果都显示，在模拟胃液中消化时，外源蛋白重组人乳铁蛋白可在 15s 内被完全消化，而将其在模拟肠液中消化时，进行 SDS-PAGE 电泳结果显示 15s 后没有条

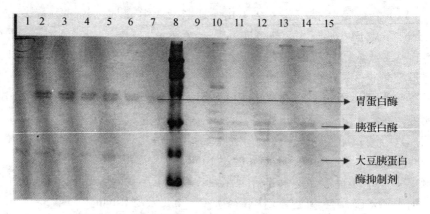

图 17-14 模拟胃液/肠液消化大豆胰蛋白酶抑制剂 (STI) 的 SDS-PAGE 凝胶电泳结果

图中的上样顺序为，8：低分子质量标准蛋白，从上到下分子质量依次为 $97.4 \times 10^3 D$、$66.2 \times 10^3 D$、$43 \times 10^3 D$、$31 \times 10^3 D$、$20 \times 10^3 D$、$14.4 \times 10^3 D$；1，9：目的蛋白对照；7：胃蛋白酶对照；15：胰蛋白酶对照；2~6：目的蛋白在模拟胃液中分别消化 0s、15s、2min、30min、60min 时的情况；10~14：目的蛋白在模拟肠液中分别消化 0s、15s、2min、30min、60min 时的情况

带，但是进一步进行免疫印迹实验的结果显示该蛋白在模拟肠液中连续消化 60s 后仍然存在完整蛋白，说明该外源蛋白在模拟胃液中极易被消化，而在模拟肠液中极难被消化。

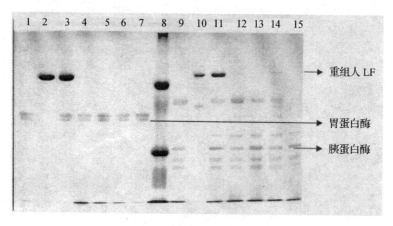

图 17-15 模拟胃液/肠液消化重组人乳铁蛋白 (rhLF) 的 SDS-PAGE 凝胶电泳结果

图中的上样顺序为，8：低分子质量标准蛋白，从上到下分子质量依次为 $97.4 \times 10^3 D$、$66.2 \times 10^3 D$、$43 \times 10^3 D$、$31 \times 10^3 D$、$20 \times 10^3 D$、$14.4 \times 10^3 D$；2，10：目的蛋白对照；1：胃蛋白酶对照；9：胰蛋白酶对照；3~7：重组人乳铁蛋白在模拟胃液中分别消化 0s、15s、2min、30min、60min 时的情况；11~15：重组人乳铁蛋白在模拟肠液中分别消化 0s、15s、2min、30min、60min 时的情况

本实验结果显示，作为一种动物性外源蛋白，重组人乳铁蛋白 (rhLF) 在模拟胃液

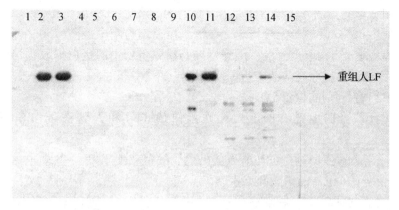

图 17-16　模拟胃液/肠液消化重组人乳铁蛋白(rhLF)免疫印迹结果

图中的上样顺序为，8：低分子质量标准蛋白，从上到下分子质量依次为 $97.4 \times 10^3 D$、
$66.2 \times 10^3 D$、$43 \times 10^3 D$、$31 \times 10^3 D$、$20 \times 10^3 D$、$14.4 \times 10^3 D$；2、10：目的蛋白对照；
1：胃蛋白酶对照；9：胰蛋白酶对照；3~7：重组人乳铁蛋白在模拟胃液中分别消化
0s、15s、2min、30min、60min 时的情况；11~15：重组人乳铁蛋白在模拟肠液中分别
消化 0s、15s、2min、30min、60min 时的情况

中进行消化时，15s 内可被完全消化，而在模拟肠液中消化时，连续消化 60min 后仍存
在完整蛋白分子，表明重组人乳铁蛋白在模拟胃液中极易被消化，在模拟肠液中极难被
消化。其消化稳定性较弱。

三、特异性血清学试验

(一)实验目的与原理

采用对牛奶或鸡蛋过敏患者的血清进行免疫印迹试验，以测试两种纯蛋白是否与牛
奶或鸡蛋中的致敏原蛋白产生交叉致敏反应。

致敏蛋白的致敏性由其蛋白氨基酸序列中的某一段来决定，这一点序列成为抗原决
定簇，当两种蛋白含有相同的抗原决定簇时，他们就会产生交叉反应，即可以识别同一
种致敏血清中的特异性抗体。本试验选择对牛奶或鸡蛋过敏的人体血清，使用重组人乳
铁蛋白进行免疫印迹试验，以观察重组蛋白是否可以识别血清中的抗体，推测该重组蛋
白是否会与牛奶或鸡蛋产生交叉致敏反应。

(二)方法与步骤

(1)受试血清　采用对牛奶或鸡蛋过敏患者的血清，采用 allergen specific Pharmacia
UniCAP tests 检测血清中 IgE 分级应大于Ⅲ级，或者血清中抗原特异性 IgE 含量应大于
3.5U/mL。采用健康人的血清作为阴性对照。

(2)受试样品　纯化的重组人乳铁蛋白(rhLF)、人乳铁蛋白(hLF)和牛乳铁蛋白
(bLF)，由中国农业大学生物学院提供。

（3）蛋白提取物的制备　准确称取 0.25g 标准全蛋粉或标准奶粉，用 10mL PBS 缓冲液（60℃预热 0.5h）溶解，混合均匀，在恒温振荡培养箱中振荡（150r/min）15min 后，4 000r/min 离心 15min，取上清液，得到标准奶粉或蛋粉中的蛋白提取物溶液。使用考马斯亮蓝法测定蛋白提取物溶液中蛋白质浓度。

（4）蛋白与特异性抗体的结合

①SDS-PAGE 蛋白电泳，重组人乳铁蛋白（rhLF）和人乳铁蛋白（hLF）分别上样 40ng。

②电泳完毕，对蛋白进行考马斯亮蓝染色、脱色或使用 Bio-Rad 电泳系统将电泳后的蛋白电转至 0.45μm 的硝酸纤维素膜（NC）上。

③将膜放入封闭液 3% 牛血清白蛋白（BSA）（TBS，0.1% Tween 20）中，室温振荡 2h。

④将兔抗人乳铁蛋白单克隆抗体用封闭液按 1∶20 000 稀释，混合均匀后，放入封闭后的 NC 膜，室温振荡孵育 1h。用 TBST 清洗 3 次，每次 10min。

⑤用封闭液 1∶50 000~1∶100 000 稀释辣根过氧化物酶标记羊抗兔单克隆抗体，室温振荡 1h，用 TBST 清洗 3 次，每次 10min。

⑥加入电化学发光试剂（Amersham BioSciences，Piscataway，NJ；No. RPN2106），将膜夹在透明塑料片之间，将胶片（Amersham BioSciences；No. RPN3114K）曝光 3min 后，取出胶片，得到蛋白的特异性结合条带并使用成像系统拍照。

（5）免疫印迹血清检测

①SDS-PAGE 蛋白电泳。上样量：纯蛋白 40ng 每孔，奶粉或蛋粉蛋白提取物 10μg 每孔。

②使用 Bio-Rad 电泳系统将电泳后的蛋白电转至 0.45μm 的硝酸纤维素膜（NC）上。

③将膜放入封闭液 3% 牛血清白蛋白（BSA）（TBS，0.1% Tween 20）中，室温振荡 2h。

④过敏血清用封闭液按 1∶20 稀释，室温下振荡混匀 30min，使对封闭液特异性的 IgE 充分结合。阴性对照，加入健康人群的血清；空白对照：不加血清。

⑤将抗血清加入与膜一起室温孵育 2h。用 TBST 清洗 6 次，每次 5min。

⑥用封闭液 1∶8 000 稀释辣根过氧化物酶标记小鼠抗人 IgE，室温振荡 1h，用 TBST 清洗 6 次，每次 5min。

⑦加入电化学发光试剂（Amersham BioSciences，Piscataway，NJ；No. RPN2106），将膜夹在透明塑料片之间，将胶片（Amersham BioSciences；No. RPN3114K）曝光 3min 后，取出胶片，得到蛋白的特异性结合条带并使用成像系统拍照。

（三）实验结果

（1）蛋白提取物浓度的测定　通过考马斯亮蓝法测定蛋白提取物中蛋白含量，使用牛血清白蛋白（BSA）作为标准蛋白配制标准蛋白浓度梯度溶液，使用酶标仪在 630nm 下测定吸光度，得到的蛋白浓度标准曲线如图 17-17 所示。经过计算得到，标准奶粉蛋白提取物中蛋白含量为 4.40mg/mL，标准蛋粉蛋白提取物中蛋白含量为 4.52mg/mL。

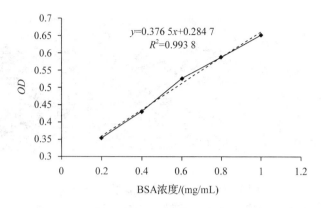

图17-17　考马斯亮蓝法测定蛋白含量标准曲线

（2）蛋白与特异性抗体的结合　图17-18 中的结果显示，在重组人乳铁蛋白(rhLF)和人乳铁蛋白(hLF)上样量为40ng 时，进行考马斯亮蓝染色、脱色后没有出现蛋白条带，但是使用电化学发光法进行免疫印迹检测后，胶片上出现明显的蛋白与抗体结合条带。说明在蛋白上样40ng 时，使用电化学发光法仍然可以通过免疫印迹检测到蛋白的存在。

（3）免疫印迹血清检测结果　实验结果如图17-19 显示，标准蛋粉和标准奶粉蛋白提取物与健康人血清不产生抗体抗原结合反应。而对鸡蛋或牛奶过敏患者的血清中相关特异性 IgE 抗体与分别与鸡蛋和牛奶中致敏原产生了特异性结合。在蛋白上样 40ng 时致敏血清没有与重组人乳铁蛋白、人乳铁蛋白和牛乳铁蛋白产生特异性结合反应。

本实验结果显示，对 12 例鸡蛋过敏和 21 例牛奶过敏患者的血清与重组人乳铁蛋白、人乳铁蛋白和牛乳铁蛋白进行免疫印迹血清学检测，均

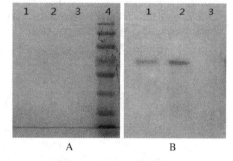

图17-18　试验体系的建立

A 图表示 SDS-PAGE 蛋白电泳考马斯亮蓝染色结果。泳道1：重组人乳铁蛋白(40ng)；泳道2：人乳铁蛋白(40ng)；泳道3：空白；泳道4：蛋白分子质量 Marker(各条带分子质量分别是 170×10³ D、130×10³ D、95×10³ D、72×10³ D、55×10³ D、43×10³ D、34×10³ D、26×10³ D、10×10³ D)。

B 图表示两种蛋白与蛋白特异性抗体结合的免疫印记结果。泳道1：重组人乳铁蛋白(40ng)；泳道2：人乳铁蛋白(40ng)；泳道3：空白

没有发现特异性抗原抗体结合反应，没有产生交叉反应。而国际食品生物技术委员会制定的致敏性评价程序中规定，对于来源为非致敏原或低致敏性食物的外源蛋白，对 5 份含有特异性 IgE 过敏血清检测结果为阴性时，则其引起过敏的可能性会低于 5%，对消费者的风险甚小。本实验中检测的特异性致敏血清均多于规定的数量，故认为于重组人乳铁蛋白与鸡蛋和牛奶有交叉致敏反应的风险很低。

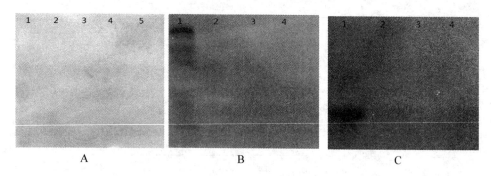

图 17-19　免疫印迹血清学检测结果

A 图中泳道：1. 标准奶粉蛋白提取物(10ug)；2. 标准蛋粉蛋白提取物(10ug)；3. 重组人乳铁蛋白(40ng)；
4. 人乳铁蛋白(40ng)；5. 牛乳铁蛋白(40ng)。所用血清为健康人血清。

B 图中泳道：1. 标准蛋粉蛋白提取物(10ug)；2. 重组人乳铁蛋白(40ng)；3. 人乳铁蛋白(40ng)；4. 牛乳铁蛋
白(40ng)。共检测了 12 例对鸡蛋过敏患者的血清，上图所用血清为 26 号对鸡蛋过敏患者血清。

C 图中泳道：1. 标准奶粉蛋白提取物(10ug)；2. 重组人乳铁蛋白(40ng)；3. 人乳铁蛋白(40ng)；4. 牛乳铁蛋
白(40ng)。共检测了 21 例对牛奶过敏的患者血清，图中所用血清为 85 号对牛奶过敏患者血清

第三节　转基因食品的亚慢性安全性评价

一、实验目的与原理

了解亚慢性经口接触受试物对大鼠的毒性作用。

长期使用受试食物饲养动物，可以观察其对动物机体造成的长期损害，并了解其毒性效应谱、作用特点和靶器官。因此，通过对 SD 大鼠长期饲喂受试物，并观察测定动物的一般性指标(体征、行为、体重、食物利用率等)和实验室检查指标(血象、肝肾功能、系统尸检和病理学检查等)后，进行分析比较，以确定其对大鼠的毒性作用及其特点。

二、实验材料

根据《转基因植物及其产品食用安全检测—大鼠 90d 喂养试验》(NY/T 1102—2006)对中国农业大学生物学院送检含转基因成分(人乳铁蛋白)的奶粉及其不含转基因成分的奶粉进行大鼠 90d 喂养试验。

中国农业大学生物学院送检含转基因成分的奶粉(人乳铁蛋白，13.03mg/g ± 6.22mg/g)及其不含转基因成分的奶粉。

三、方法与步骤

1. 实验动物

选取维通利华的初断乳 SD 大鼠 140 只，平均体重 40～60g，用普通饲料适应性喂养 3 d 后，动物按性别、体重随机分成 7 组，每组 20 只，雌雄各半。

2. 分组情况

Control 组：饲喂基础日粮；

N_1 组：饲喂 7.5% 不含转基因成分的奶粉；

N_2 组：饲喂 15% 不含转基因成分的奶粉；

N_3 组：饲喂 30% 不含转基因成分的奶粉；

T_1 组：饲喂 7.5% 含转基因成分的奶粉；

T_2 组：饲喂 15% 含转基因成分的奶粉；

T_3 组：饲喂 30% 含转基因成分的奶粉。

3. 日粮组成

日粮水平达到或超过 GB 14924—1994 中所列出的实验动物营养标准。将奶粉按照 7.5%、15% 和 30% 的比例添加到基础饲料中，将主要营养成分按照基础日粮的水平配齐，加工成颗粒饲料。经 ^{60}Co 辐射灭菌，使日粮达到清洁级。

4. 饲养条件

同组同性别两只一笼喂养，任意进食和饮水。环境温度 21～25℃，相对湿度 40%～60%。

5. 指标检测

(1)外观、体重、进食量　每日观察动物的活动情况、毛色、摄食及排泄情况，中毒症状及出现时间，死亡情况。观察大鼠生长发育情况，每周记录大鼠进食量一次，每周测体重一次，计算总进食量，总体重增加与食物利用率。

(2)血常规与血生化　中期(第 45d)、第 90d 禁食 12h，取血测定白细胞计数、红细胞计数、血红蛋白、血小板计数、红细胞压积、平均红细胞体积、平均血红蛋白含量及浓度、红细胞分布宽度、平均血小板体积、血小板分布宽度、大血小板比率、淋巴细胞百分数、中性粒细胞百分数等血液学指标。

取血清测定乳酸脱氢酶(LDH)、丙氨酸氨基转移酶(ALT)、天冬氨酸氨基转移酶(AST)、尿素氮(BUN)、肌酐(CREA)、血糖(GLU)、甘油三酯(TG)、总胆固醇(T-CHO)、总蛋白(TP)和白蛋白(ALB)、铁蛋白(Ferritin)、碱性磷酸酶(ALP)、钙(Ca)、磷(P)、铁(Fe)等生化指标。

(3)脏器病理　解剖动物取心、肝、脾、肺、肾、胃肠、肾上腺、胸腺、脑和卵巢、睾丸等脏器，观察大体变化并称重(胃肠除外)，计算脏体比。

将心、肝、脾、肺、肾、胃肠、肾上腺、胸腺、甲状腺、脑和卵巢、子宫、睾丸、附睾等脏器固定，常规制片，染色，光学显微镜进行组织病理检查。

6. 数据处理

采用 SPSS 软件的 Dunnett 方法对数据进行统计分析，以 $P \leqslant 0.05$ 为显著性差异。数据以"平均值 ± 标准差"的形式表示。

四、实验结果

①在 90d 的试验周期内，各组大鼠均未发现明显中毒症状，无死亡情况发生。

②大鼠体重与进食量的影响：由表 17-4 结果可知，含转基因成分的奶粉与不含转基因成分的奶粉对大鼠的体重增加和食物利用率无显著差异。

③对大鼠脏器系数的影响：由表 17-5 分析可知，含转基因成分的奶粉与不含转基因成分的奶粉对大鼠的脏器系数的影响无显著差异。

④对大鼠血液生化指标的影响　由表 17-6 和表 17-7 中期血生化结果分析可知，含转基因成分的奶粉与不含转基因成分的奶粉对试验中期大鼠各项血生化指标的影响无显著差异。

由表 17-8 和表 17-9 末期血生化结果可知，饲喂含转基因成分奶粉组的大鼠铁蛋白和血清铁均显著高于饲喂不含转基因成分的奶粉组，而对其他各项血生化指标的影响无显著差异。

⑤对大鼠血液学指标的影响：由表 17-10 中期血常规结果分析可知，含转基因成分的奶粉与不含转基因成分的奶粉对试验中期大鼠各项血常规指标的影响无显著差异。

由表 17-11 末期血常规结果分析可知，含转基因成分的奶粉与不含转基因成分的奶粉对试验末期大鼠各项血常规指标的影响无显著差异。

⑥病理组织学检查结果（暂时没有大鼠 90d 的病理图片）：Control 组：1 例（1/6）大鼠肺组织内见有泡沫细胞，呈灶状聚集。6 例（6/6）大鼠肝实质内可见点状或灶状坏死，坏死灶内伴有淋巴细胞、单核细胞浸润。2 例（2/6）大鼠可见大量甲状腺上皮细胞脱失。1 例（1/6）大鼠睾丸间质增宽，曲细精管排列疏松，生精上皮层次减少，但附睾管内尚可见成熟的精子。1 例（1/6）大鼠前列腺间质有大量散在的淋巴细胞、单核细胞浸润，有的腺腔内空虚，有的腺腔仅见少量淡粉染物，间质无增生。其余各受检脏器未见明显病理改变。

N_1 组：2 例（2/6）大鼠肺组织内见有泡沫细胞，呈灶状聚集。5 例（5/6）大鼠肝实质内可见点状或灶状坏死，坏死灶内伴有淋巴细胞、单核细胞浸润。1 例（1/6）大鼠肾上腺束状带及球状带细胞有空泡变性。4 例（4/6）大鼠可见大量甲状腺上皮细胞脱失。1 例（1/6）大鼠前列腺间质有大量散在的淋巴细胞、单核细胞浸润，有的腺腔内空虚，有的腺腔仅见少量淡粉染物，间质无增生。1 例（1/6）大鼠前列腺间质有灶状淋巴细胞浸润，有的腺腔内空虚，有的腺腔仅见少量淡粉染物，间质无增生。其余各受检脏器未见明显病理改变。

N_2 组：2 例（2/6）大鼠肺组织内见有泡沫细胞，呈灶状聚集。3 例（3/6）大鼠肝实质内可见点状或灶状坏死，坏死灶内伴有淋巴细胞、单核细胞浸润。1 例（1/6）大鼠肺实变区内可见有梭形成纤维细胞、泡沫细胞所形成的肉芽肿。1 例（1/6）大鼠可见大量甲状腺上皮细胞脱失。1例(1/6)大鼠睾丸间质增宽，曲细精管排列疏松，生精上皮层次减少，但附睾管内尚可见成熟的精子。1例(1/6)大鼠前列腺间质有灶状淋巴细胞浸润，腺腔无著变，腔内充满淡粉染物质，间质无增生。其余各受检脏器未见明显病理改变。

N_3 组：1例(1/6)大鼠肺实变区内可见有梭形成纤维细胞、泡沫细胞所形成的肉芽肿。4例(4/6)大鼠肝实质内可见点状或灶状坏死，坏死灶内伴有淋巴细胞、单核细胞浸润。1例(1/6)大鼠可见凋亡的肝细胞。1例(1/6)大鼠可见大量甲状腺上皮细胞脱失。2例(2/6)大鼠前列腺间质有大量散在的淋巴细胞、单核细胞浸润，有的腺腔内空虚，有的腺腔仅见少量淡粉染物，间质无增生。1例(1/6)大鼠前列腺间质有灶状淋巴细胞浸润，有的腺腔内空虚，有的腺腔仅见少量淡粉染物，间质无增生。其余各受检脏器未见明显病理改变。

T_1 组：2例(2/6)大鼠肝实质内可见点状或灶状坏死，坏死灶内伴有淋巴细胞、单核细胞浸润。1例(1/6)大鼠可见有空泡变性及凋亡的肝细胞。其余各受检脏器未见明显病理改变。

T_2 组：1例(1/6)大鼠肝实质内可见点状或灶状坏死，坏死灶内伴有淋巴细胞、单核细胞浸润。1例(1/6)大鼠肝实质内可见点状、灶状坏死，坏死灶内伴有淋巴细胞、单核细胞浸润，且可见部分肝细胞脱失，肝板结构消失，其周边部未见明显的枯否细胞、成纤维细胞及炎细胞浸润。其余各受检脏器未见明显病理改变。

T_3 组：2例(2/6)大鼠肝实质内可见点状或灶状坏死，坏死灶内伴有淋巴细胞、单核细胞浸润。1例(1/6)大鼠附睾曲细精管生精上皮变性、坏死或消失。3例(3/6)大鼠前列腺间质有灶状淋巴细胞浸润，有的腺腔内空虚，有的腺腔仅见少量淡粉染物，间质无增生。其余各受检脏器未见明显病理改变。

各受试组大鼠各脏器组织形态学所见与基础组相似，未见由受试物中毒所导致的脏器组织病理形态学改变。

表 17-4　体重与进食量

性　别	组　别	体重增加/g	总进食量/g	食物利用率/%
雄　性	C	325.3 ± 42.5	2 049.9	15.87
	N_1	342.2 ± 20.0	1 841.7	18.58
	N_2	309.7 ± 40.1	1 813.2	17.08
	N_3	320.5 ± 49.0	1 813.2	17.68
	T_1	340.9 ± 48.7	1 926.6	17.69
	T_2	329.8 ± 31.7	1 889.7	17.45
	T_3	329.9 ± 42.7	1 920.6	16.92
雌　性	C	137.6 ± 29.5	1 315.2	10.46
	N_1	132.0 ± 15.5	1 208.4	10.92
	N_2	138.6 ± 34.5	1 241.1	11.17
	N_3	127.7 ± 35.6	1 300.8	9.82
	T_1	136.2 ± 28.9	1 208.1	11.27
	T_2	141.6 ± 27.8	1 139.7	12.42
	T_3	152.1 ± 33.3	1 340.4	11.35

注：添加含转基因成分奶粉的各组与空白对照组无显著性差异($P \geqslant 0.05$)。

添加含转基因成分奶粉的各组与添加同等剂量不含转基因成分的奶粉组无显著性差异($P \geqslant 0.05$)。

表 17-5 脏器系数

（单位：%）

性别	组别	大脑/体重	肝脏/体重	脾脏/体重	心脏/体重	肺脏/体重	胸腺/体重	肾脏/体重	肾上腺/体重	睾丸（卵巢）/体重
雄性	C	3.805±0.473	39.870±2.341	1.624±0.219	2.688±0.286	3.818±0.537	1.013±0.248	6.515±0.542	0.127±0.030	6.034±0.667
	N_1	3.933±0.243	37.053±0.355	1.571±0.240	2.714±0.289	4.561±0.599	1.029±0.423	7.113±1.170	0.131±0.097	5.949±0.395
	N_2	4.112±0.377	33.581±5.092	1.528±0.212	2.719±0.260	4.170±0.570	0.876±0.216	6.832±0.427	0.118±0.034	6.527±0.878
	N_3	3.993±0.473	31.109±2.576	1.402±0.195	2.574±0.326	4.180±0.619	0.822±0.142	6.491±0.680	0.115±0.023	6.160±1.184
	T_1	3.877±0.200	32.211±1.576	1.491±0.218	2.482±0.372	4.347±0.693	0.922±0.134	6.467±0.429	0.115±0.025	6.338±0.333
	T_2	3.856±0.305	31.563±3.059	1.378±0.154	2.573±0.261	4.147±0.537	0.696±0.190	6.473±0.512	0.108±0.029	5.538±1.448
	T_3	4.042±0.302	32.621±1.282	1.427±0.180	2.620±0.117	3.817±0.638	0.798±0.180	6.567±0.506	0.104±0.019	6.049±0.336
雌性	C	6.310±0.600	38.670±3.190	1.940±0.420	3.660±1.100	5.120±0.980	1.190±0.310	7.470±0.390	0.220±0.250	0.640±0.830
	N_1	6.352±0.668	37.359±4.550	1.788±0.289	3.064±0.423	4.832±1.237	1.207±0.241	7.440±0.779	0.214±0.049	0.373±0.110
	N_2	6.354±1.036	34.141±6.342	1.800±0.218	2.980±0.262	5.078±0.872	1.158±0.174	7.127±0.851	0.218±0.075	0.442±0.085
	N_3	6.457±0.846	34.598±3.808	1.791±0.394	3.126±0.263	4.876±0.414	1.086±0.168	6.986±0.550	0.188±0.067	0.392±0.088
	T_1	6.280±0.546	35.233±3.016	1.894±0.214	3.320±0.518	5.286±0.794	1.243±0.284	7.238±0.574	0.218±0.044	0.383±0.170
	T_2	6.378±0.639	32.674±2.925	1.903±0.437	3.069±0.281	5.559±0.482	1.072±0.173	7.181±0.747	0.214±0.044	0.412±0.120
	T_3	6.038±0.660	34.116±3.763	1.811±0.290	2.744±.981	5.402±.085	1.090±0.308	6.963±0.557	0.246±0.041	0.369±0.032

注：添加含转基因成分奶粉的各组与空白对照组无显著性差异（$P \geqslant 0.05$）。
添加含转基因成分奶粉的各组与添加同等剂量不含转基因成分的奶粉无显著性差异（$P \geqslant 0.05$）。

表17-6 中期血生化

性别	组别	LDH /(U/L)	ALT /(U/L)	ALP /(U/L)	TP /(g/L)	ALB /(g/L)	Ferritin /(μg/mL)	AST /(U/L)	BUN /(mmol/L)
雄性	C	3 728.67±325.13	33.83±8.38	141.25±15.84	85.28±12.83	107.06±16.86	30.37±3.42	443.83±88.16	3.72±0.34
	N_1	3 224.17±667.08	31.33±4.76	175.83±28.42	77.92±5.44	83.18±32.76	31.28±3.00	379.17±26.01	3.57±0.25
	N_2	3 182.83±529.28	32.50±5.58	143.67±7.28	78.08±4.47	94.46±4.13	29.68±12.80	326.67±53.26	3.90±0.57
	N_3	2 756.17±562.58	30.33±5.85	128.00±47.95	73.46±2.93	92.03±4.13	28.93±3.52	315.83±26.80	3.87±0.88
	T_1	2 734.67±775.03	28.33±7.34	110.33±39.60	77.62±6.61	100.36±8.13	32.35±4.73	304.33±66.49	3.90±0.42
	T_2	2 928.03±453.18	31.67±4.93	107.67±40.11	78.48±4.06	99.51±8.31	34.95±4.91	357.50±56.90	3.86±0.56
	T_3	3 087.83±393.63	29.83±6.37	121.33±22.85	72.92±8.00	81.67±34.29	39.07±5.38	395.50±57.22	3.80±0.27
雌性	C	2758.33±515.07	25.50±6.50	65.50±15.59	92.89±5.77	123.37±6.86	32.35±4.85	282.5±49.2	3.97±0.26
	N_1	2 112.67±608.63	23.50±2.43	76.83±10.09	85.83±3.78	118.86±9.51	38.47±6.51	252.2±29.6	4.45±0.92
	N_2	2 227.50±985.57	24.00±4.24	55.00±15.11	82.73±6.59	107.42±8.12	30.37±3.42	252.3±102.7	4.68±1.40
	N_3	2 172.67±716.54	24.17±3.87	84.00±16.32	88.01±7.15	107.39±8.62	31.28±3.00	260.3±21.5	4.67±0.71
	T_1	2 222.83±728.27	30.17±12.07	82.67±34.51	86.99±5.21	113.32±7.93	29.68±12.80	272.2±75.8	5.03±1.83
	T_2	2 612.00±563.50	31.17±7.94	102.00±55.67	78.56±5.34	104.60±8.21	28.93±3.52	300.8±70.1	4.06±0.46
	T_3	2 778.83±459.88	25.33±5.79	76.00±20.49	90.12±12.17	118.38±19.23	32.35±4.73	289.5±51.7	4.38±0.79

注：添加含转基因成分奶粉的各组与空白对照组无显著性差异（$P \geqslant 0.05$）。

添加含转基因成分奶粉的各组与添加同等剂量不含转基因成分的奶粉组无显著性差异（$P \geqslant 0.05$）。

（续）

性别	组别	Ca /(mmol/L)	Fe /(μg/mL)	P /(mmol/L)	CREA /(umol/L)	T-CHO /(mmol/L)	TG /(mmol/L)	GLU /(mmol/L)
雄性	C	5.43±2.39	2.38±0.37	4.08±0.38	126.46±3.06	1.60±0.31	1.07±0.49	1.15±1.17
	N₁	4.43±1.99	2.31±0.76	3.76±0.33	124.86±5.04	2.17±0.31	0.86±0.27	1.93±0.92
	N₂	4.25±0.49	2.19±0.32	3.72±0.18	123.50±4.04	1.89±0.23	0.66±0.12	1.98±0.93
	N₃	4.18±0.24	2.29±0.62	3.72±0.31	128.52±6.76	1.47±0.20	0.64±0.13	2.15±0.43
	T₁	4.23±0.33	2.31±0.26	3.42±0.18	122.60±4.14	1.53±0.30	0.62±0.17	2.33±1.26
	T₂	4.40±0.40	2.23±0.37	3.50±0.28	124.55±3.61	1.58±8.08	0.61±0.10	1.60±0.99
	T₃	4.18±0.48	2.25±0.71	3.81±0.38	125.46±3.10	1.42±0.14	0.59±0.11	2.68±0.82
雌性	C	4.70±0.25	2.31±0.36	3.55±0.07	125.91±1.84	1.98±0.40	0.65±0.45	2.13±1.07
	N₁	6.00±1.03	2.08±0.81	3.21±0.37	131.38±6.30	1.77±0.28	0.68±0.31	3.27±0.81
	N₂	4.87±0.69	2.12±0.09	3.22±0.22	129.77±5.31	1.86±0.22	0.50±0.14	3.28±1.49
	N₃	4.72±0.36	2.08±0.81	3.27±0.25	133.69±2.95	1.76±0.18	0.62±0.17	2.78±0.65
	T₁	4.67±0.30	2.36±0.62	3.06±0.23	131.18±6.02	1.98±0.36	0.55±0.13	3.17±1.43
	T₂	4.28±0.26	2.47±0.37	3.22±0.47	126.66±4.48	1.62±0.35	0.50±0.08	2.65±1.23
	T₃	4.68±0.47	2.13±0.72	3.65±0.37	128.82±3.02	1.99±0.50	0.60±0.07	2.18±1.04

注：添加含转基因成分奶粉的各组与空白对照组无显著性差异（$P \geq 0.05$）。

添加含转基因成分奶粉的各组与添加同等剂量不含转基因成分的奶粉组无显著性差异（$P \geq 0.05$）。

表 17-7 末期血生化

性别	组别	LDH /(U/L)	ALT /(U/L)	ALP /(U/L)	TP /(g/L)	ALB /(g/L)	Ferritin /(μg/mL)	AST /(U/L)	BUN /(mmol/L)
雄性	C	2 567.50±389.31	26.83±1.72	104.50±15.96	81.07±3.34	93.30±1.77	32.29±9.75	308.33±55.13	3.78±0.37
	N_1	2 830.33±914.61	32.33±3.72	142.33±18.66	78.86±3.57	94.69±2.09	34.45±8.04	314.50±95.95	3.74±0.40
	N_2	3 002.33±531.50	32.50±5.50	112.17±50.73	76.16±2.29	89.64±2.35	32.57±10.92	313.50±65.25	3.98±0.57
	N_3	2 822.33±519.35	39.67±13.89	111.17±50.73	76.53±1.82	79.12±29.42	31.43±9.17	315.17±69.46	3.86±0.89
	T_1	2 768.80±349.21	36.60±5.81	116.00±9.92	75.96±3.60	90.80±2.80	34.34±8.92	296.20±40.06	3.86±0.25
	T_2	2 848.50±696.85	36.33±8.33	114.33±20.03	76.58±4.10	90.37±3.42	40.21±10.08	326.00±78.05	3.67±0.22
	T_3	1 539.00±893.06	32.50±3.78	107.83±23.23	80.41±3.93	91.28±3.00	39.83±7.02	.279.33±88.12	3.53±0.34
雌性	C	1674.33±929.49	24.3±4.7	59.00±18.68	89.97±7.80	109.68±12.80	22.15±8.96	211.3±68.2	4.56±0.41
	N_1	1 617.33±299.12	33.0±6.3	72.67±20.33	89.41±4.00	108.93±3.52	32.67±7.53	273.7±57.3	5.47±1.16
	N_2	1 965.00±615.95	31.8±7.7	43.20±10.33	88.44±4.00	112.35±4.73	31.04±5.86	246.0±45.1	5.10±0.68
	N_3	1 459.67±905.30	25.7±4.9	11.17±92.04	84.28±4.25	104.95±4.91	28.86±7.81	196.0±67.9	5.74±1.80
	T_1	1 804.40±402.67	35.8±17.6	67.20±20.81	85.77±5.05	109.07±5.38	35.17±9.75	244.2±56.3	5.15±1.42
	T_2	1 659.10±773.61	26.7±8.6	64.33±7.00	84.55±3.69	102.35±4.85	40.02±10.41	204.2±53.7	4.10±0.41
	T_3	1 383.67±718.60	34.5±9.9	63.00±17.13	85.86±4.63	108.47±6.51	38.39±8.92	246.5±76.9	5.17±1.02

注：添加含转基因成分奶粉的中剂量组和高剂量组显著高于空白对照组，低剂量组与空白对照组间无显著性差异（$P \geq 0.05$）。
添加含转基因成分奶粉的中剂量组和高剂量组显著高于添加同等剂量不含转基因成分的奶粉组（$P \leq 0.05$），低剂量组与添加同等剂量不含转基因成分的奶粉组间无显著性差异（$P \geq 0.05$）。

（续）

性别	组别	Ca /(mmol/L)	Fe /(μg/mL)	P /(mmol/L)	CREA /(μmol/L)	T-CHO /(mmol/L)	TG /(mmol/L)	GLU /(mmol/L)
雄性	C	4.45±0.15	2.41±0.31	2.80±0.12	127.82±4.06	1.35±0.25	1.01±0.35	4.22±1.08
	N_1	4.08±0.17	2.31±0.56	2.74±0.12	126.21±3.49	2.06±0.39	0.48±0.10	3.72±1.61
	N_2	4.10±0.22	2.29±0.36	2.82±0.16	122.75±2.97	1.87±0.13	0.56±0.07	3.67±0.98
	N_3	4.02±0.21	2.15±0.60	2.83±0.17	126.16±5.49	1.44±0.22	0.53±0.08	3.65±0.94
	T_1	4.14±0.15	2.51±0.66	2.80±0.10	121.67±3.33	1.65±0.17	0.50±0.07	4.24±0.84
	T_2	3.98±0.12	2.93±0.31	2.63±0.24	123.80±4.57	1.52±0.32	0.47±0.02	3.38±1.18
	T_3	4.27±0.12	3.15±0.81	2.64±0.13	125.76±3.33	1.73±0.34	0.52±0.07	4.42±0.81
雌性	C	4.97±0.44	2.39±0.35	2.69±0.21	133.29±5.13	1.87±0.25	0.83±0.67	4.08±1.00
	N_1	5.43±1.61	2.18±0.31	2.49±0.16	136.75±8.52	1.83±0.30	0.48±0.09	4.05±1.03
	N_2	4.62±0.23	2.22±0.89	2.47±0.19	132.84±2.44	1.97±0.31	0.51±0.13	4.03±0.48
	N_3	4.58±0.23	2.18±0.82	2.33±0.13	139.71±9.31	1.83±0.30	0.52±0.07	3.90±0.92
	T_1	4.58±0.23	2.46±0.82	2.27±0.21	133.42±4.19	2.05±0.35	0.42±0.06	4.16±0.43
	T_2	4.58±0.15	2.97±0.39	2.31±0.05	133.04±1.47	1.53±0.34	0.43±0.03	4.40±0.74
	T_3	4.57±0.12	3.03±0.52	2.36±0.10	135.65±3.25	1.94±0.26	0.47±0.09	4.13±1.04

注：添加含转基因成分奶粉的中剂量组和高剂量组显著高于空白对照组（$P \leq 0.01$），低剂量组与空白对照组间无显著性差异（$P \geq 0.05$）。添加含转基因成分奶粉的中剂量组和高剂量组显著高于添加同等剂量不含转基因成分的奶粉组（$P \leq 0.01$），低剂量组与添加同等剂量不含转基因成分的奶粉组间无显著性差异（$P \geq 0.05$）。

表17-8 中期血常规

组别	C	N_1	N_2	N_3	T_1	T_2	T_3
雄性							
白细胞/(10^9/L)	11.97±2.14	12.87±3.32	12.98±2.22	12.78±1.35	9.98±3.42	12.43±1.21	11.55±1.63
红细胞/(10^{12}/L)	8.26±0.47	7.55±0.63	8.12±0.28	7.79±0.37	7.50±0.34	7.63±0.65	7.23±0.54
血红蛋白/(g/L)	156.00±3.52	149.00±10.00	157.00±2.61	154.83±4.36	149.83±5.60	157.00±11.36	149.±11.20
红细胞压积/(L/L)	47.97±1.88	44.03±3.77	47.10±1.27	46.28±1.74	43.98±2.15	45.33±3.23	42.55±3.75
平均红细胞体积/(fL)	59.18±1.88	58.28±0.41	58.00±0.90	59.48±0.87	58.68±1.18	59.57±2.81	58.83±1.31
平均血红蛋白含量/(pg)	19.27±1.08	19.75±0.62	19.37±0.66	19.90±0.49	20.00±0.36	20.63±1.21	20.60±0.14
平均血红蛋白浓度/(g/L)	325.50±9.99	339.00±11.98	333.50±6.98	334.67±3.61	340.83±8.91	346.00±4.00	350.21±5.91
血小板/(10^9/L)	1 101.00±153.15	1 080.33±187.48	1 152.00±83.73	1 151.50±184.07	1 236.83±173.51	1 230.33±293.85	1 236.75±91.68
平均血小板体积/(fL)	6.88±0.43	6.98±0.21	6.93±0.27	6.90±0.32	7.52±0.18	7.47±0.21	7.60±0.28
雌性							
白细胞/(10^9/L)	9.33±2.15	6.10±2.95	9.28±3.11	6.35±1.05	8.17±2.21	9.03±3.04	9.88±4.98
红细胞/(10^{12}/L)	7.26±0.35	5.89±2.82	6.87±0.25	7.20±0.12	7.02±0.17	7.06±0.18	7.31±0.57
血红蛋白/(g/L)	148.67±7.76	123.00±53.14	145.83±6.59	142.75±5.38	145.33±7.06	144.75±2.75	153.20±6.38
红细胞压积/(L/L)	44.48±1.99	35.30±16.94	41.70±1.16	41.98±2.05	42.25±1.93	42.10±1.16	43.64±2.81
平均红细胞体积/(fL)	61.37±2.65	59.88±1.40	60.73±1.54	58.28±2.24	60.13±1.35	59.60±1.64	59.74±1.34
平均血红蛋白含量/(pg)	20.50±0.87	20.56±0.41	21.27±1.43	19.83±0.53	20.70±0.64	20.53±0.66	21.02±0.86
平均血红蛋白浓度/(g/L)	334.00±6.48	343.00±8.34	349.67±16.91	340.25±4.65	344.00±5.10	344.00±6.48	351.40±9.04
血小板/(10^9/L)	1 156.50±102.91	917.33±479.36	1 025.50±257.43	1 055.25±165.61	1 013.50±162.34	1 089.00±88.80	1 214.60±66.82
平均血小板体积/(fL)	6.98±0.31	7.15±0.30	7.12±0.16	7.13±0.17	7.13±0.36	7.70±0.47	7.08±0.33

注：添加含转基因成分奶粉的各组与空白对照组无显著性差异（$P \geq 0.05$）。
添加含转基因成分奶粉的各组与添加同等剂量不含转基因成分的奶粉组无显著性差异（$P \geq 0.05$）。

表17-9 末期血常规

组别	C	N_1	N_2	N_3	T_1	T_2	T_3
雄性							
白细胞/(10^9/L)	1 077±1.89	12.08±2.58	14.02±4.15	12.50±2.38	11.87±1.62	11.07±3.70	9.52±3.18
红细胞/(10^{12}/L)	8.40±0.37	8.85±0.72	8.33±0.30	8.17±0.37	8.04±0.21	8.45±0.37	8.10±0.15
血红蛋白/(g/L)	155.50±3.94	151.67±6.08	153.50±3.45	153.83±3.54	149.50±3.21	156.83±4.96	153.50±1.76
红细胞压积/(L/L)	47.73±1.49	46.33±1.73	46.80±1.37	46.92±1.83	46.23±1.29	48.30±1.29	46.23±0.58
平均红细胞体积/(fL)	56.82±1.40	56.37±0.64	56.18±1.12	48.78±21.07	57.55±0.96	57.20±1.43	57.08±0.59
平均红细胞血红蛋白含量/(pg)	18.53±0.78	18.45±0.36	18.42±0.61	19.00±0.52	18.57±0.18	18.58±0.66	18.95±0.44
平均红细胞血红蛋白浓度/(g/L)	326.17±7.08	327.33±4.03	328.17±0.31	328.00±7.38	323.67±3.44	324.67±5.05	332.33±4.93
血小板/(10^9/L)	1 135.00±184.81	1 230.83±137.96	1 172.50±124.11	1 204.0±153.32	1 149.33±161.12	1 140.50±143.40	1 156.17±115.69
平均血小板体积/(fL)	6.72±0.39	6.87±0.18	6.95±0.29	6.85±0.33	6.95 0.18	6.83 0.36	6.73 0.28
雌性							
白细胞/(10^9/L)	11.28±4.67	7.15±2.45	9.47±2.49	8.20±2.17	7.00±1.29	6.92±1.30	6.72±2.12
红细胞/(10^{12}/L)	7.46±0.44	7.38±0.16	7.25±0.24	7.40±0.26	7.06±0.19	7.24±0.20	7.11±0.25
血红蛋白/(g/L)	151.17±6.91	148.33±5.32	146.83±5.42	142.00±5.51	145.00±5.76	145.67±3.44	147.50±6.02
红细胞压积/(L/L)	45.10±2.19	44.00±1.35	43.55±1.43	42.80±1.75	42.77±1.80	43.10±1.17	43.80±1.77
平均红细胞体积/(fL)	60.58±2.82	59.60±1.38	60.08±2.27	57.87±2.46	60.52±1.44	59.57±1.63	61.60±1.29
平均红细胞血红蛋白含量/(pg)	20.33±1.30	20.10±0.50	20.25±0.88	19.20±0.84	20.52±0.68	20.13±0.53	20.75±0.30
平均红细胞血红蛋白浓度/(g/L)	335.33±7.58	337.17±6.43	337.33±3.67	331.67±3.44	339.00±7.75	338.00±6.63	336.83±4.88
血小板/(10^9/L)	1 203.00±217.54	1 066.33±186.38	1 082.83±121.34	1 069.67±115.56	1 000.50±89.13	1 106.50±100.15	1 064.00±100.62
平均血小板体积/(fL)	6.77±0.40	7.08±0.31	7.00±0.30	6.82±0.50	6.97±0.33	6.97±0.31	6.53±0.24

注：添加含转基因成分奶粉的各组与空白对照组无显著性差异（$P \geqslant 0.05$）。

添加含转基因成分奶粉的各组与添加同等剂量不含转基因成分的奶粉组无显著性差异（$P \geqslant 0.05$）。

　　根据《转基因植物及其产品食用安全检测—大鼠 90d 喂养试验》（NY/T 1102—2006），对受试重组人乳铁蛋白的奶粉及其不含转基因成分的奶粉进行大鼠 90d 喂养试验，各组大鼠均未发现明显中毒症状，无死亡情况发生。检测结果表明含转基因成分的奶粉与不含转基因成分的奶粉组相比，大鼠的体重与食物利用率、总进食量、脏体比、血清生化指标、血常规指标等无显著性差异，主要脏器亦未出现特异性病理改变。未观察到该含转基因成分的奶粉对大鼠产生不良作用。

参考文献

巢强国.2008.食品添加剂安全性综述[J].上海计量测试，1：2-8.

崔淑芳.2007.实验动物学[M].上海：第二军医大学出版社.

胡国华.2005.食品添加剂应用基础[M].北京：化学工业出版社.

黄昆仑，许文涛.2009.转基因食品安全评价与检测技术[M].北京：科学出版社.

蒋健敏.2009.实验医学实验动物[M].杭州：浙江人民出版社.

李凤奎.2007.实验动物与动物实验方法学[M].郑州：郑州大学出版社.

李建科.2007.食品毒理学[M].北京：中国计量出版社.

李龙.2006.现代毒理学实验技术原理与方法[M].北京：化学工业出版社.

李勇，张天宝.2000.发育毒理学研究方法和实验技术[M].北京：北京医科大学出版社.

梁春来，贾旭东.2011.免疫毒性评价方法研究进展[J].毒理学杂志，8(25)：4.

刘宁，沈明浩.2007.食品毒理学[M].北京：中国轻工业出版社.

卢耀增.1995.实验动物学[M].北京：北京医科大学-协和医科大学联合出版社.

吕娜.2006.食品防腐剂苯甲酸钠的毒理学研究[D].吉林农业大学.

罗满林.2002.实验动物学[M].北京：中国农业出版社.

米强，于亚莉，高峰.2009.我国食品添加剂的安全现状与发展对策[J].中国调味品，8：37-39.

裴秋玲.2008.现代毒理学基础[M].北京：中国协和医科大学出版社.

邵义祥.2003.医学实验动物学教程[M].南京：东南大学出版社.

孙以方.2005.医学实验动物学[M].兰州：兰州大学出版社.

王向东，赵良忠.2003.食品毒理学[M].南京：东南大学出版社.

王心如.2003.毒理学实验方法与技术[M].北京：人民卫生出版社.

夏世钧.2001.分子毒理学基础[M].武汉：湖北科技出版社.

杨萍.2003.简明实验动物学[M].上海：复旦大学出版社.

于燕，周玲，李安静.2004.山泽减肥食品的毒理学安全性评价[J].西安交通大学学报（医学版），25(2)：162-164.

袁伯俊，廖明阳，李波.2007.药物毒理学实验方法与技术[M].北京：化学工业出版社.

张爱华.2008.毒理学基础[M].北京：科学出版社.

张铣.1997.毒理学[M].北京：北京医科大学出版社.

张铣.1997.毒理学[M].北京：北京医科大学-协和医科大学联合出版社.

赵文.2006.食品安全性评价[M].北京：化学工业出版社.

中华人民共和国农业部.2007.转基因生物及其产品食用安全检测-模拟胃肠液外源蛋白质消化稳定性试验方法.

中华人民共和国农业部.2007.转基因植物及其产品食用安全检测大鼠90d喂养试验[S].

周宗灿.2003.毒理学教程[M].北京：北京大学医学出版社.

周宗灿.2006.毒理学教程[M].3版.北京：北京医科大学出版社.

祝寿芬，裴秋玲.2003.现代毒理学基础[M].北京：中国协和医科大学出版社.

Klaassen CD. Toxicology. 2001. The Basic Science of Poisons[M]. 6th ed. Mcgraw-Hill.

Yang P, Wang J, Gong G, et al. 2008. Cattle mammary bioreactor generated by a novel procedure of transgenic cloning for large-scale production of functional human lactoferrin[J]. PLOS One, 3(10): 1 - 9.

Yu T, Guo C, Wang J, et al. 2011. Comprehensive characterization of the site-specific N-glycosylation of wild-type and recombinant human lactoferrin expressed in the milk of transgenic cloned cattle[J]. Glycobiology, 21(2): 206 - 224.

Zhou C, Wang J W, Huang K L, et al. 2011. A 90-day safety study in Sprague-Dawley rats fed milk powder containing recombinant human lactoferrin (rhLF) derived from transgenic cloned cattle[J]. Drug anf Chemical Toxicology, 1 - 10.